がん闘病とコメディカル

医療最前線からの提言

福原麻希

講談社現代新書

1894

写真／石澤真実　板橋雄一　井上孝明
　小森谷信治　田代真一　谷本潤一
　塚原明生　村田克己　芳賀日出男
　矢野雅之
編集協力／椎崎亮子（三猿舎）

はじめに

病院には、医師のほかに、患者の治療や闘病をサポートする専門職がいます。たとえば、看護師、ソーシャルワーカー、心理士、薬剤師、放射線技師などの歴史が長い職種や、最近では遺伝カウンセラー、臨床試験コーディネーター、音楽療法士など、新しい分野で働く人も出てきました。大学病院の場合は、常勤、非常勤合わせて10～20職種がいて、「コメディカル（co-medical, co＝協同する、医療従事者）」と総称されています。

コメディカルは、一昔前にはパラメディカル（para-medical, para＝補足する、従属する）と呼ばれ、医師の補助職と考えられていました。ところが、80年代後半以降、医療がより専門化したこと、また医師中心から「患者中心の医療」に変わり、1人の患者に対して多職種が集まって治療方針を決める「チーム医療」が導入され、それぞれの役割が広がり責任も重くなりました。そこで、医師とともに医療に取り組むという意味で「コメディカル」という和製英語で呼ばれるようになったのです。

チーム医療は、国内ではリハビリや末期がんのホスピス分野から始まりました。が、当時は診療科ごとに大きな壁があったので波及効果に乏しく、それ以上には広がらなかったのです。近年、あらためてその必要性が高まり、とくに、がんの治療は多職種からのアプローチが必要になり、現代のチーム医療を牽引する役割を担っています。

がん治療現場で患者の声に耳を傾けると、「がんについて相談できるところがない」「体とともに心がつらい」という言葉が何度も聞こえます。実は、病院にはソーシャルワーカー、がん看護専門看護師、医療コーディネーター、心理士、遺伝カウンセラーなど、心のケアや相談に乗ってくれる多くのコメディカルが働いています。が、裏方の仕事が多いので医師の陰に隠れてしまったり、大きくクローズアップされたことがなかったりしたことから、一般の人々や患者にはあまりよく知られていません。

そこで、私はこの本を通して「治療や闘病で困ったときは、コメディカルに相談しよう」を提案します。

これまで患者は診察でたびたび会う医師に心のケアを求めてきました。でも、私が日ごろ取材を通して知る医師たちは本当に忙しく、昼食をゆっくり食べる時間も、もしかしたら寝る時間も少ないのではないかと思うほど、よく働いています。コメディカルも医学知識があり、患者に対する情熱は医師と同じぐらい強く持っています。一人で、家族だけで悩んでいるとき、コメディカルのだれかに相談すれば解決の手がかりがわかり、少しでも闘病が楽になることでしょう。

そうとはいえ、コメディカルがどんな人々か知らなければ、声をかけることもできません。この本では、現代のがん治療現場で活躍する代表的な15職種18人を選び、仕事内容とともにどのように患者をサポートしているのか、詳細に聞き取りまとめました。

たとえば、ソーシャルワーカーにはどんなことを相談できるのか、心理士とのカウンセリングはどんなふうに進むのか、治験《ちけん》を受けたいときはどんな選択肢を提示されたりサポートを受けられたりするのかなど、どの職種でもエピソードを多く取り入れました。それらは、実際の例をもとに患者の個人情報を守る意味で少し事実関係を変えて紹介しています。取材を進めるうちに、どの職種でも医師と患者、医師とコメディカル、コメディカル同士の「コミュニケーション」がキーワードになると感じたことから、エピソード中のセリフは、それぞれの職種の人がいつも仕事中に口にしている言葉をそのまま入れました。取材は学会発表や論文発表が多い次世代のオピニオンリーダーを厳選しましたので、その仕事ぶりは後進の参考になることばかりです。なお、15職種のうち細胞検査士だけは、直接、患者と話ができない場合があります。が、細胞診はがんの診断・闘病の要であることから、どのようにがんと判定しているか、ぜひ知っていただきたく、今回、この書籍で紹介することにしました。

医師の価値観や判断に任せて治療法を決定する時代が続いていましたが、現代は医師が患者に治療法の選択肢を示し、患者の意思や生き方を尊重しながら決めていく方法に変わりつつあります。チーム医療の中心は医師ではなく患者で、患者自身が治療法を選び取るためには、本人が主体的に情報を集めてそれを理解しなければ判断できません。そうして選んだ治療法や闘病こそが、自分の生き方を豊かにして満足感をもたらします。そんなとき、コメディカルは患者のよき相談相手になってくれることでしょう。


私が患者、ご家族のみなさん、そしていまは病気とは関係ない健康な読者の方々に送りたいメッセージは——

「(闘病するとき)、あなたは、ひとりじゃないですよ」

ぜひ、ご家庭の医学事典の隣にこの本を置いていただき、いざというときにお役に立つことができましたら、心からうれしく思います。

目次

第1章　がんになっても生きる

医療ソーシャルワーカー

がんを受容して社会生活を送る人の決断を手助けする

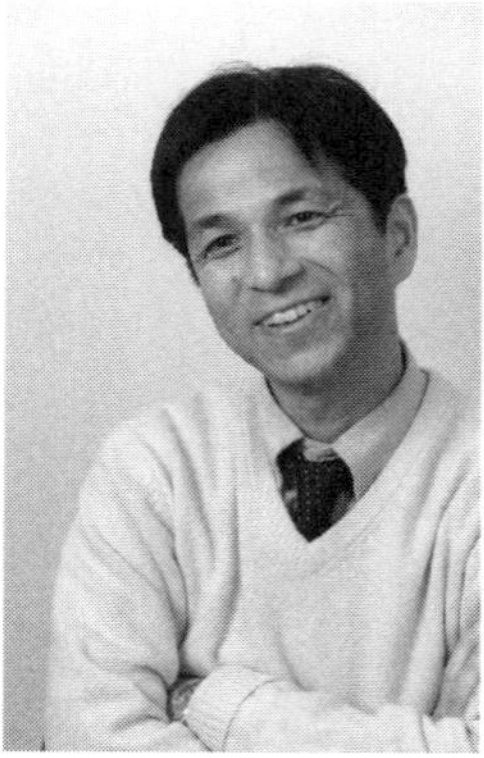

大松重宏さん
国立がんセンター中央病院相談支援センター

1959年生まれ。関西学院大学社会学部卒。有馬温泉病院、国立病院機構箱根病院を経て、98年から国立がんセンター中央病院勤務。ソーシャルワーカー歴24年。

がんになっても闘い続ける人が多くなった

現代の日本では、3人に1人ががんで死亡している（＊1）。

その一方で、国立がんセンター中央病院（東京都中央区）における1962〜97年までの35年間の「初回入院患者の5年生存率」を見ると、男性の場合、62年の5年生存率はわずか30％だったが97年には約60％と2倍近く、女性の場合でも62年の50％から97年の70％弱まで上昇している。とくに、進行期の大腸がん、肝臓がん、肺がん、膵臓がんは80年代に比べると明らかに生存率が高くなっていた（＊2）。

これは、がんと共存しながら生きられる人が増えていることを示す。がん検診や診断の精度が上がって早期がんで見つかる人が多くなったり、進行がんと診断されても、がんのできた臓器によるばらつきはあるが、全体的ながん治療の成績が向上したりしているからだ。

たとえ健康であっても、日常生活では仕事や家庭に次々と問題が起こり、私たちは日々、それらの解決を迫られている。が、病気になったときは心のエネルギーを闘病に集中せざるをえない。

ソーシャルワーカーの大松重宏《おおまつしげひろ》さんは言う。

「とくに、がんの患者さんは告知を受けたことで衝撃を受けてしまい、すでに心のエネルギーを100％のうち半分ぐらい使ってしまっています。つまり、残り半分で生活のあれこれと向き合わなければならない。するとふつうなら一人で考えて決められることでも、なかなかうまく整理できないものです。もしかしたら、考えようというエネルギーさえ湧いてこないかもしれない。そんなとき、ソーシャルワーカーが話を聞いたり相談を受けたりします」

ソーシャルワーカーとは社会生活上、困っていることや悩みを抱えている人の相談を受けそれを解決に導くアドバイザーだ。19世紀末のイギリスやアメリカの社会慈善事業から始まった仕事で、日本では戦後ＧＨＱ（連合国軍総司令部）が保健所に配置してから専門的に確立された。おもに、カウンセリングを通して相談者の気持ちや背景を尊重しながら、その人の持っている潜在能力を引き出し、自分で対応したり決定したりすることをうながす。社会的なサービスや資源をうまく活用するための情報も知らせる。

近年、「人生は最期まで自分でつくる」という人生観から、患者本人もがん告知を望むようになった。自分で病院や治療法を選ぶ場面も少なくない。また、入院だけでなく外来でも治療できるようになり、仕事や家庭と闘病をどう両立させるかという新しい悩みが出てきた。さらに、進行がんでも長期闘病者が増えて、病気を抱えていてもいかに人生の満足度を高められるかが課題になっている。こんな時代の流れから、専門知識があり、サポート役として適任なソーシャルワーカーの必要性が高まっている。

たとえば、どんなことを相談できるのだろうか。

国立がんセンター中央病院に寄せられる相談の中でとくに多いものは、

①「主治医から『もう、この病院では治療が難しい』と言われた。これから、どんなふうに生きていけばいいのだろうか」（緩和ケアに移行するときの問題）。

②「治療費や生活の負担は、どのくらいかかるか」（経済的な問題）。

③「治療法を選ばなければならない。どう考えればいいのか」（治療法の選択）。

だと大松さんは言う。このほかにも、

「がんと言われてショックなのでとにかく、話を聞いてほしい」

「最近、気になる症状がある。どこの病院の何科を受診すればいいか」

「今、こういう治療を受けているが、このままで大丈夫か」

「主治医から聞いた以外にどんな治療法があるか調べたい。どうしたらいいか」

「家族や会社には、病気のことをどう伝えたらいいか」

「セカンドオピニオンを受けたいが、どうすればいいか」

「聞きたいことがあるが、主治医は忙しそう。うまく話すためにはどうしたらいいか」

「患者会に入ってみたいが、どんな活動をしているのか」

などの相談もよくあるそうだ。


この病院では、07年現在8人が待機して患者と向き合って面談をしたり、電話で相談を受けたりしている。面談は1時間程度、電話は平均的には10〜20分程度だが、内容によっては5分で終わるものから1時間近くかけることもある。ソーシャルワーカーの時間が空いていれば、予約なしでも面談を受けられる。通院していなくても相談できる。06年の面接と電話の相談数は1日20〜30件ずつ、年間では面談でのべ5000件、電話はのべ4000件以上だった。メールによる相談は内容が転送されやすく、勝手に情報がひとり歩きするおそれがあるため受けつけていない。

ソーシャルワーカーは相談者に対し必要な情報を入手するためにはどんな方法があるか、悩みを解決するためにはどうしたらいいかなど、具体的な方策を伝える。患者や家族があれこれ考えるうちにわからなくなってしまった場合は、話を聞きながら一緒に内容を整理する。そのとき、主観や自分の主張は交えず、その人が必要な情報を客観的に判断して渡していく。

より専門的なサポートが必要な場合は、専門家に積極的に橋渡しする。心の苦しみが深い場合は精神科の医師へ、がんに関するより深い知識が必要な場合はがん専門看護師へつなげて、相談者が何度も同じ話を繰り返さなくていいように引き継ぎながら、ソーシャルワーカー自身も続けて相談相手になる。インターネットを使いこなせない人には、FAXで情報を送ることもある。だれにでも同じように対応するのではなく、相手の力を見極めてニーズに合わせる。

ただし、相談に対してソーシャルワーカーが答えを出すことはない。やはり、どんな内容であってもあくまでもサポート役に徹しているからだ。

「社会生活上の悩みというのは命や人生に関わることばかり。患者さんの代わりに決定できることはひとつもありません。私たちができることは、一緒に考えたり話を整理したり、知識や情報やヒントをお伝えしたり、解決できるまで伴走したりということです。どうして患者や家族をサポートするのか、それは心のエネルギーを闘病だけでなく、趣味や生きがいにも使ってほしいからです」

07年現在、ソーシャルワーカーは日本医療社会事業協会（医療ソーシャルワーカーや医療社会事業の普及・発展を支援する団体）に登録している会員数だけで約３４００人、同協会や「がん対策情報センター（p31詳述）」のホームページでは、都道府県のどの病院にソーシャルワーカーが配置されているか、検索することができる。

たとえば、国立がんセンター中央病院は全国でも先駆的な存在で、70年代からソーシャルワーカーを常勤させていた。が、それほど古くから病院にあった仕事にもかかわらず、ソーシャルワーカーに相談を持ちかける人はこれまであまり多くなかった。

「日本人は親しい友人や家族には悩みを打ち明けても、他人に相談する習慣がない。相談する、しないは患者の自由意志に任せるもの。でも、こんな役割を持つ私たちがいることをもっと知ってもらおう」

そう考えた大松さんは院内で工夫を重ねた。たとえば、患者全員が病院に提出する書類を相談支援センターに持っていくシステムをつくり、どの患者も必ず一度はソーシャルワーカーと言葉を交わせるようにした。また、無菌病棟入院中で病室の外に出られない患者のためには、同じフロアに「出張相談室」を設置するなど取り組んできた。

２００６年６月からは厚生労働省主導のがん対策基本法の施行にともない、大学病院、がん専門病院（がんセンターなど）、がん診療連携拠点病院（＊3）には必ず「相談支援センター」などにソーシャルワーカーを配置することになった。さらに、その存在をより広範囲にパンフレットなどで知らせるようになり、一方、スタッフに対しても教育セミナーが開催されるなど、体制の充実化が図られている。

＊1＝厚生労働省「人口動態統計月報年計の概況」おもな死因別死亡数の割合（2005年）
＊2＝がんの統計1991、1993、2005「初回入院患者の入院歴年別5年生存率の推移」（国立がんセンター中央病院院内がん登録）財団法人がん研究振興財団
＊3＝がん診療連携拠点病院＝厚生労働省の定める要件を満たし、都道府県からがん診療の中核となる病院として推薦を受け、厚生労働大臣が指定した医療施設。2007年4月現在、286ヵ所となっている。

「がん難民」を生まないための方策

前述で一番多かった「もうこの病院では治療が難しいと言われた」という相談は、手術や放射線、抗がん剤など積極的な治療ができなくなった「がん終末期（＝がん末期）」を迎える場面で起こる。患者やその家族は、病院の勧める治療法に同意して闘病してい

たので、突然そう言われても戸惑うばかりで気持ちのギアチェンジができない。「がん専門病院だから、と思っていたのに、最期まで診てくれないのか」という〝見捨てられ感〟とともに、「もう、治療法はない」という将来に対する不安や絶望感に襲われ、怒りや悲しみが広がる。

だが、患者も入院前に知っておかなければならないのは、病院はおもに「急性期病院（治療が目的）」と「慢性期病院（長期療養が目的）」に大別されることだ。急性期病院とは発症後すぐだったり、病状が不安定だったりする患者が集中的に治療を受けられ、それが終わればすぐ退院になる。慢性期病院とは病状が安定していたり、リハビリが必要になったりする患者が長期入院でき、医療と介護を受ける。全国のがんセンターや大学病院、がん診療連携拠点病院、地域支援病院などは急性期病院に含まれる。たとえば、国立がんセンター中央病院の平均在院日数は14日程度という。このため、診断が確定し、その医療機関で手を尽くしたら、「地域がん診療連携拠点病院（地域中核病院）」などと医療連携を結んで、退院後を引き継ぐ。大病院へ患者が集中するのを避け、地域病院をうまく利用してもらうためだ。

この医療連携がうまくいかないと、「がん難民」になる。がん難民とは、主治医のいる医療機関で可能な治療を終えて、退院後、どこで療養を続ければいいかわからずさまよう患者のこと。自分の希望する治療を求めて病院を転々とする患者もそう呼ばれる。

近年、それぞれの病院の相談支援センターでは、このがん難民をなくすことにもっとも力を入れていて、医療機関選びや自宅療養を支えるサービスについてソーシャルワーカーが相談を受ける。大松さんに、こんな例を紹介してもらった。

＊

60代男性のAさんは、数年前に進行胃がんが見つかり、胃の全摘手術を受けた。が、今回、CT（コンピュータ断層撮影）検査の結果から肝臓にがんの転移が見つかり、再び入院した。がんは肝臓に複数できて切除できず、抗がん剤治療を受けていた。

ある日、Aさんの妻が大松さんのところに相談に来た。

「主治医から、抗がん剤の効果が出ていないという話がありました。もうこれ以上、この病院でできる治療方法はないということで、地域の病院へ転院を勧められています。今後、夫はどうなるのでしょうか」

妻は夫に治療できない時期が来るとは想像していなかった。さらに、信頼している病院から自宅へ帰ること、地域の知らない病院に移ることに対して、大きな驚きと不安を隠せないという様子だった。

「不安なお気持ちはよくわかります。私も一緒に考えていきますから、今までの経過をもう少し詳しくお話しいただけますか」

大松さんはそう言うと、しばらく妻の話にじっくり耳を傾けた。そして、今後の療養先となりそうな地域の医療機関のリストを書類ファイルから出してくると、それを妻に見せながら「がん終末期を過ごされるためには、患者さんの希望によって、大きく分けて3つの方法があります」と説明を始めた。
①「住み慣れた自宅で、家族とともに最期を迎えたい」
患者が在宅ホスピスを希望する場合、往診が可能な医師や看護師、緊急時に入院を受け入れてくれる地域の医療機関を紹介する。
②「専門的な医療スタッフに囲まれ、QOL（生活の質）にも配慮された生活を望む」
どこにどんな医療・療養施設（緩和ケア病棟・ホスピスを含む）があるか紹介する。

緩和ケア病棟・ホスピスとは、患者とその家族の体と心と魂の問題に対してケアする病棟や施設のこと。痛みや吐き気・嘔吐などの患者が不快に思う症状はコントロールするが、抗がん剤や放射線などの積極的ながん治療はしない。

③「他の医療機関の意見も聞いてから、先のことを考えたい」
国立がんセンター以外でセカンドオピニオンを受けるサポートをする。いくら「治療法がない」と言われても、患者が納得できなければ、他のがんセンターや家族が望む医療機関の意見を聞くことを勧める。

大松さんは、①についてはAさんの地域の往診医や訪問看護ステーションの情報、②については複数の施設のパンフレットを妻に渡した。帰宅後、妻はAさんにそれらの資料を見せながらじっくり相談し、数日後、Aさんからは「退院したら一度自宅に戻りたい。容態が悪くなったら、自宅近くの病院の緩和ケア病棟に転院する」という希望が出た。その話を聞いた大松さんは精神的な動揺が続く妻に代わってその医療機関と連絡を取り、受け入れの橋渡しをした。妻の帰り際には、「また、途中で状況をお知らせくださいね」と声をかけた。

＊

ソーシャルワーカーは患者が適切な医療機関で受診できるよう手続きが終了するまで伴走していく。このような相談は、病院によっては「地域連携室」と呼ばれる部門などでも対応している。

「退院した後も闘病しながら生きていかなければならないわけですから、どうやって生きていくか、私たちと一緒に考えましょう。見知らぬ病院に、突然、救急車で運ばれる事態だけは起こってほしくない」

大松さんはこんな思いで、退院後の医療連携を数多くとりもっているという。

上手なセカンドオピニオンの受け方

多く寄せられる相談のもうひとつに「セカンドオピニオンを受けたい」がある。セカンドオピニオンとは、治療方針などについて、主治医と話してみても納得できなかったり迷ったりしたとき、他の医師の意見を聞くこと。実は、同じ病期（病気の進行度。「ステージ」とも言う）でも、医療機関によっては、患者の同意のもとで研究段階の治療を取り入れていることがある。外科だけでなく、放射線科や腫瘍内科など、別の科の医師からそれぞれの専門分野の治療法について聞くことも参考になる。

国立がんセンター中央病院でも、通常診療とは別に有料でセカンドオピニオンを受けることができる。大松さんはこうアドバイスする。

「セカンドオピニオンには、複数の目で病状を見てもらえるというメリットがありますが、その前に自分でも病状についての情報を入手して、まず主治医とよく話し合うことが鉄則です。ただ漠然と別の医師から話を聞いても理解できません。医師から医師へ渡り歩く〝ドクターショッピング〟をする人は、勉強していないことが多いように感じます」。よく下調べしたうえでセカンドオピニオンを求めると、自分にとっても医師にとっても大事な時間の中で自然に質問の優先順位がつき知りたい情報が得られる。大松さんは、参考になる本やインターネットのサイトなどの情報提供もしている。

また、「セカンドオピニオンの話をすると、今の主治医に嫌われて不利益を被るのではないか」という質問も多い。が、セカンドオピニオンは病院を替えることが前提になっているわけではないので、通院中の主治医に遠慮しなくてよい。もし2番目の医師も同じ治療を選ぶという意見だったら患者も安心できる。

「その場合、主治医にはセカンドオピニオンを受けることを伝えたあと、『がんセンターで聞いた話は、必ず先生に報告します。あくまでも、私の主治医は先生です。これからもどうぞ相談に乗ってください』と伝えると、医師も紹介状や検査資料のコピーを気持ちよくつくってくれます。さらに、後日、その病院に戻ってきても受け入れてくれるでしょう」

なお、セカンドオピニオンを求めるときは、通院中の病院の紹介状（「診療情報提供書」ともいう。症状、診断、治療経緯を詳しく伝えるための書状）や検査結果を持参する。「これまでどんな治療を受けて、効果があったかどうか」を把握するためで、紹介状なしの場合は同じ検査をもう一度受けることになり、治療開始が遅れてしまう。国立がんセンター中央病院のように、それが必須条件となっている医療機関もある。また、特定機能病院で受診するときに紹介状がない場合は特定療養費を加算される。

会社に復帰するためのトレーニング

このほか、社会復帰に関する相談も頻繁に寄せられるという。とくに、職場復帰については「会社にどう話せばいいか」「上司に『がんで入院していた』と報告すると、閑職に回されたり退職を勧められたりするのではないか」と不安や心配を口にする人は多いそうだ。次のようなとき、大松さんはこうアドバイスする。

①上司に本当のことを言うべきか

「私は『入院理由はがんだった』と、伝えたほうがいいと思います。退院後、会社で急に体調が悪くなったら言わざるを得ない。また、入院理由を黙っていたために、悪い憶測だけで人事を決められたという例もありました。ただし、報告するときは話の最後に『いまは、もう大丈夫ですよ』と一言入れて、相手を安心させることがポイントです」

②会社でいろいろ聞かれたら、どこまで話せばいいのか

「どこまでの内容を話すかについては、それぞれ話し手の価値観で決まります。ただし、話す相手が替わるたびに内容が異なることは避けたほうがいい。噂話による尾ひれがついて、マイナスイメージが濃くなる可能性があります。憶測を生まないように、『聞かれたら、こう話す』というショートストーリーをあらかじめつくっておくと失敗しません。たとえば『胃がんだったけれど、早期発見だった。手術したらがんを切除できたので、いまはもう大丈夫。でも、1年ぐらいは暴飲暴食を避けたいと思っているんだ』など、きっちりと話を決めてしまうと、相手もそれ以上は聞いてこないでしょう」

③会社のお荷物になったら、自分から身を引くのが当然か？

「バリバリ働いてきた方ほど、こういう話をされます。こんなときは視点を変えて見ることも大切ではないでしょうか。たとえば、会社で周囲をよく見渡してみてください。ある人から見たら閑職かもしれませんが、別の人はそう思っていないかもしれない。あるいは、確かに閑職の人でも、敗者復活戦で第一線に戻れることもあるでしょう。がん

ばって治療を受けたあとは少し休んだほうがいいのですから、人生を長い目で見れば、かえって、忙しくない部署のほうがいいのではないでしょうか」

このような相談では起こりうる問題を予想して具体的な対策を考えたり、ソーシャルワーカー相手にイメージ・トレーニングをしたりすることもある。もちろん、会社に何も言いたくないなら黙っていてよい。その場合、入院時に有休を使う手もある。

このほか、家族に関する相談では「幼い子供にどう話せばいいか」というものが多い。子供は家の中の緊張に敏感に反応する。大松さんの場合も、かつて夫人が体調を崩して入院したとき、当時小学5年生だった息子さんが心に過度の緊張を感じてしまい、学校から帰ってきても遊ばず、突然、洗濯物を取り込んでくれたり、食器を洗ってくれたりするようになった。それは息子さんが自分の本当の気持ちを押し殺して「いい子にならなくては」と思ってしまったからだ。大松さんは言う。

「子供は自分を取り巻く環境で、何が起こっているかわからないと不安になってしまいます。『あなたは子供だから、何も知らなくていいのよ』ではなく、たとえば、がんでおとうさんが入院した場合は『いま、病気の治療をしているのよ。髪の毛が抜けたりするけれど、これは、がんと闘っているときに出る症状だから心配しなくていいからね』

と声をかけるだけで、お子さんは安心します」
社会復帰前、こんなふうにソーシャルワーカーといろいろ相談しながら答えを用意しておくと、気持ちがとても楽になる。

相談者の人生のひとときをともに歩く

大松さんは大学時代、最初はカウンセラーを目指して心理学を学んでいたが、やがて、「さまざまな困難を乗り越えるためには、自分を変えるのではなく、社会を住みよくすることのほうが大事なのではないか」と思い、社会福祉に興味を持つようになった。3年時には社会福祉学部に編入し、在学中、約1年間にわたって淀川キリスト教病院（大阪市東淀川区）でソーシャルワークの実習を積む。この経験がきっかけとなり、「自分はどっしり構えて人の話を聞くのではなく、アクティブに動く仕事を選びたい」と社会福祉士の国家資格を取得し、ソーシャルワーカーの道に進んだ。

大松さんのような常勤職員のほか、非常勤職員として、①大学を卒業したばかりの人、②別の企業に勤めていたがこの仕事を希望して転職した人、③主婦で子育てが一段落したので社会貢献を希望して働いている人、という3種類の経緯から働くソーシャルワーカーがいる。いずれも9時〜17時までフルタイムで働く。

「他業種で働いていた方が転職してくるケースは多いですね。多方面から情報を集めて、それを冷静に患者さんやご家族のニーズに合わせて渡していく仕事なので、新卒より社会人として働いた経験のある人のほうが向いているかもしれません」

この仕事の魅力についてはこう話す。

「相談に来られた方の人生のほんのひとときを一緒に歩けることです。日々の生活の悩みについて一緒に考えたり、ちょっと別の角度からアドバイスしたりすることでよりよい選択ができ、乗り越えることができる。そんなとき、大きなやりがいを感じます」

相談者の中には何度も話をしているうちに心を開くようになり、悩みごとだけでなく、自分の生い立ちやこれまでの半生、生きることへの思いを語りかけていく人もいるそうだ。毎日、患者と一緒に笑ったり感動したり、思わず涙を流してしまったり。ささやかな心のふれあいが、大松さんの仕事のエネルギーになる。

「昔から、『他の人の世話をするのが好きなほうですか』とよく聞かれますが、本来の私は一人でいることのほうが多いですよ。休日は、のんびりとよく街をぶらぶら散歩していますね。どちらかというと、大勢で酒を飲みに行ったりするのは苦手なほう。でも、人の話を聞くことはあまり苦痛ではないんです」

最近の趣味は江戸落語を聞くこと。大松さんは神戸出身でいまでもやわらかい関西弁を話すので、当初、気風《きっぷ》のいい江戸言葉には違和感があった。が、柳家小三治の人情噺などを聞くうちに笑いの質の幅広さに気づいたという。今後の人生では、神戸で二人暮らししている70代の両親に寄り添い孝行したいとも思っている。

私たちは病気になると、どうしても右往左往する。そんなとき、ソーシャルワーカーは進む道を明るく照らす、頼りがいある存在となる。

＊医療ソーシャルワーカーを探すには：㈳日本医療社会事業協会のＨＰなどを参照

がん対策情報センターとは

２００６年10月から、国立がんセンターにがん情報を発信するための「がん対策情報センター」が設置された。その目的は、▽国内外のがん医療情報を提供する、▽がん診療や臨床試験の実施を支援する、▽全国のがん医療の水準を同じにする、▽がん予防に関する研究成果を政策に反映させる、でおもに次の５種類の役割を持つ。

①がんに関する情報、がん診療連携拠点病院の情報などを提供する　厚生労働省、がん関連学

会、関連病院、地方自治体、製薬企業、患者団体、マスメディアなどと密接に連携しながら、がん情報サービスのホームページで情報を紹介する。

②がんに関する統計を整備し作成する　地域がん登録（都道府県が実施）、院内がん登録（がん診療連携拠点病院が実施）の標準化を進め、国内のがんに関する統計情報を算出する。

③がんに関する多施設共同研究を支援する　研究グループのデータセンターとして、情報管理、統計解析、各種臨床研究の管理、副作用の報告などをする。

④がん診療連携拠点病院の診療を支援する　がんに関する放射線検査の画像診断、がん組織を顕微鏡で詳しく調べる病理診断について、専門家が相談に応じる。

⑤がんに関する研究を支援する　研究を企画・立案し、各施設に費用を配分する。その成果を政策に反映させる。

なお、がん情報サービスのホームページの内容は、高齢者などコンピュータを利用することが難しい人のためにパンフレットや小冊子にして、がん診療連携拠点病院などで配布もしている。

がん看護専門看護師

患者と医師をつなぎ
医療スタッフの実力を底上げする

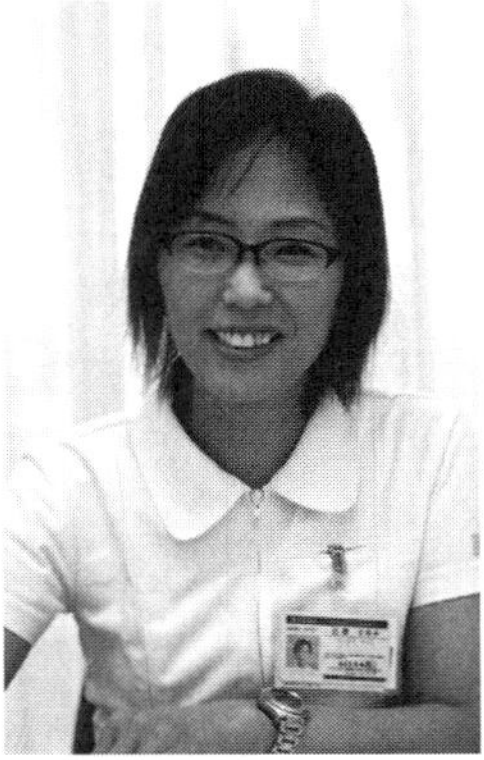

近藤まゆみさん
北里大学病院患者支援センター

1963年生まれ。熊本大学教育学部（特別教科看護教員養成課程）卒。北里大学病院で看護師として勤務する。92年、同大学大学院博士前期課程がん看護学専攻修了。94年から同病院で専門看護師として働き始める。共著に『がんサバイバーシップ　がんとともに生きる人びとへの看護ケア』（医歯薬出版）、『緩和ケア』（医学書院）など。

患者中心の医療を実現させるためには

現代の医療について、患者がどのくらい満足しているかを調べる「患者満足度調査」(*)というのがある。厚生労働省や民間のシンクタンクがいろいろな研究をしているが、2005年に医療の受け手側(一般の人)と医師のそれぞれの意識を調査した、とても興味深いデータが発表された。

最近のメディアにも病院のパンフレットにも当たり前のように出ている「患者中心の医療」、これを「実現すべきである」と9割弱の医師が自信を持って答えた。が、受け手側で「医師が患者中心の医療を実践しようとしている」と答えた人は3割にしかならなかった。さらに、「患者の意思は尊重すべき」と8割の医師が答えたのに対し、受け手側で「医師は患者の意思を尊重しようとしている」と答えた人は3割にとどまった。どうして、これほど医療の受け手側の評価が低いのか。医師からしてみれば、驚きと同時に、自分の仕事のどこに不満があるのかと疑問が湧くだろう。

まさに、両者間には大きなずれがあると言わざるを得ないが、そもそも「患者中心の医療」とはどんなものか。

聖路加国際病院（東京都中央区）では１９０２年の創立時から「キリスト教精神の下に、〝患者中心の医療〟と看護を行う」を創設理念の目標に掲げていると聞く。

70年代、長年、形成されていた医療のパターナリズム（医師が権威と価値観で判断し治療をしてきた）が米国で崩れ、患者の権利を保障するものとして「インフォームドコンセント（説明と同意）」が出てきた。90年代には、日本でも患者に対して、治療の内容を説明し同意を得ることが必要という明確な流れができた。それとともに医師やコメディカルは病気の治療だけでなく、人権や心のケアにも配慮しなければ患者の満足度が高まらないと気づき、「患者中心の医療」を目指して数多くの取り組みを始めた。

たとえば、医師が自分の価値観だけで判断して治療を選ぶのではなく、データに基づいて医療を提供すること（「エビデンスに基づいた医療」という）、術後の生活のＱＯＬ（生活の質）まで視野に入れた縮小手術、全国どこでも同じレベルの治療を受けられるガイドライン、専門職種が集まって患者のためによりよい治療を考え提供するための「チーム医療」や「集学的治療」、性差を考慮した女性外来……。

だが、冒頭のデータのように患者と意識が大きくずれてしまった理由、それは医師と患者間の「対話と信頼」がもう少し必要と思われているからではないか。実は、冒頭の報告にも、「十分に対話しているか」の質問に医師側は7割弱が自信を持って答えているが患者側の肯定意見は4割弱、「信頼関係が構築されているか」では医師側の7割弱が自信を持つが、患者側の肯定意見は3割と医師の半分以下だった。

しかし、たとえば北里大学病院（神奈川県相模原市）では、1日に1000人程度が入院し、2500〜3000人の新しい外来患者が来て、毎日、目まぐるしいスピードで医療が展開している。1人の医師が1日に80〜90人を診察していくなかで、もはや、患者の信頼を勝ち取る対話をするためには、医師だけでは間に合わない。

とくに、がん治療を進めていくためには医師と患者の対話と信頼がとても重要になる。そんな時代の流れと医療がますます専門化していくなかで、1996年、日本看護協会は看護師のスペシャリストを養成する認定資格制度を始めた。看護でも特定の分野の知識や技術を向上させて、医師と患者の間をつないでいく。初年度は、6人が「がん看護専門看護師」の認定を受けた。

その一人だった近藤まゆみさんは言う。

「患者中心の医療とは『患者さんがその人らしく生きていけるための医療』と、私は思います。自分の希望をわかってもらっている、自分の大事にしていることを尊重してもらっていると思っていただける医療ではないでしょうか。そのために大切なことは、患者さんについて関心を持ち、その人を理解しようとする気持ちや姿勢ですね。医療の透明さも必要だと思います」

さらに、近藤さんは「医療の質を向上させるためには、『人と人をどうつなげばいいか』を見つめることにかかっている」と言い切る。たとえば、患者・家族と医師のコミュニケーションが不足したとき、医療に対する不信感が生まれることがある。近藤さんはこんな例を紹介してくれた。

＊

50代の大腸がんの男性患者Aさんの妻と娘からの相談だった。

「主治医の治療方針や態度にどうしても信頼感を持てないんです」

Aさんはがん切除の手術後、病巣部だったところとは異なる腹部の痛みを外来のたびに訴えていた。

「先生、やっぱり、何となくおなかが痛くて……。がんが転移したんじゃないですか」

前回の診察のときより患者が痛みを強く訴えたため、主治医は問診後、注意深く触診し、腫瘍マーカー（がんが特異的に出す物質）を確認するため血液検査をした。さらに、

専門看護師と認定看護師の分野
(社団法人日本看護協会サイトより)
http://www.nurse.or.jp/

●専門看護師９分野

がん看護
精神看護
老人看護
小児看護
母性看護
成人看護（慢性）
クリティカルケア看護
地域看護
感染看護

●認定看護師17分野

救急看護
創傷・オストミー・失禁（WOC）看護
重症集中ケア
ホスピスケア
訪問看護
がん化学療法看護
がん性疼痛看護
不妊看護
感染管理
透析看護
手術看護
新生児集中ケア
摂食・嚥下障害看護
小児救急看護
乳がん看護
認知症高齢者看護
糖尿病看護

CT検査で画像も撮影したが、２週間後の検査結果では、やはり問題なしだった。主治医はAさんに言った。

「大丈夫です。どの検査結果でも異常はありません。痛みを気にしすぎているのではないでしょうか。また、３ヵ月後に検査しましょう」

ところがその後の診察で腹水が見られるようになり、CT検査からもがんの転移が見つかった。腹膜にバラバラとがん細胞が散らばる「腹膜《ふくまく》播《は》種《しゅ》」だった。さらに、主治医からは「もう、これ以上、治療の手立てがない」と転院を勧められ、Aさんはあまりのショックに言葉が出なかった。妻は唇をかみしめて、つぶやいた。

「あんなに何度も『おなかのあたりがヘンだ、おかしい』って訴えたのに転移していたなんて。しかも転院の話とは。もう治療できないから突き放すというのですか」

この日から、妻も娘も医師の言動に不信感を覚えるようになった。

腹膜播種の場合、かなり症状が進行するまでCT検査の画像に映らない。主治医の判断は決して誤診ではない。が、医師の態度や言葉で患者や家族は傷ついた。もちろん、悪意はなかった。近藤さんは言う。

「医療不信というのは、医師と患者さんの間で小さなすれ違いが積み重なった結果、患者さんの感情が爆発することで生まれます。ささいな内容でも、医療不信の解決はとても大事です。それにもかかわらず、いままで医療従事者側と患者側をつなぐための人も、時間も、その機会もありませんでした」

医療不信は人伝《づ》てに周囲に伝わり、水面に波紋が広がるように大きくなる。

「訴訟まで発展すれば病院内でも当然話し合います。でも、そのときにはすでに医療従事者側と患者側は完全な対立関係になっている。患者さんは、そうなるまえに何とか医師とうまくコミュニケーションがとれないかと悩んでいます」

　近藤さんは、Aさんとご家族、主治医の心のわだかまりを解くために、間に入って調整することになった。まず、妻からこれまでの経過と主治医に対する期待の気持ちを聞き取った。

「主治医にAさんやご家族の思いが伝わらないのは、本当におつらいことと思います」

「そうですね。今後の診察では誠実に対応していただきたい。精神的なケアもお願いしたいです」

　と、妻は主治医への要望を話した。

　近藤さんは、次に家族の気持ちを伝えるため主治医に会いに行った。

「Aさんとご家族がおみえになり、お話を伺いました。Aさんも奥様もさまざまな悩みを抱えていらっしゃいます。先生のほうでは、何か悩んでいらっしゃいませんか」

　近藤さんがそう声をかけると、医師も転移を疑ってあれこれ詳しく調べていたことがわかった。痛みの原因について調べるため、検査結果を再度確認したり、カンファレンス（患者の容態や治療の進め方などの申し送りの会議）で話し合ったりしたがそれでも異常が見つからず、しばらく経過観察していた。西洋医学では、患部に生理的な変化や病変という原因があるから痛みが起こると考える。が、人間の体は直接原因が見当たらなくても、ささいな変化を心が察知して痛みを感じることがある。主治医も身体的な痛みか、精神的な痛みか判断がつきかねていた。

痛みという感覚は主観的なものである。同じようにひじを机にぶつけても、一人は思わず目を閉じて「痛い！」と叫び、もう一人は、「あっ」としか声を出さないように、二人の反応が違うということは日常よくある。Aさんは痛みに対する訴えが他の人より強かったことから、主治医はまず安心してもらおうと思った。ネガティブな気持ちは痛みを増幅させるので、診察室で「大丈夫ですよ」と繰り返し言葉をかけて、Aさんを元気づけたいとも思った。

主治医はこんなふうに近藤さんに経緯を説明したあと、自分の言葉が患者側にうまく伝わらなかったことに気づき「もう、これ以上何も言わないほうがいいのではないか」とつぶやいた。が、近藤さんは医師にこう言った。

「いいえ、先生。いまこそ、患者さんは先生との対話を望んでいます。一生懸命、患者さんと話してください。それがいま一番大切です」

患者は痛みの訴えに共感してもらいたかった。「それが医師に対する信頼感につながるから」と近藤さんは言う。

患者と医師双方の聞き取りを終えて、近藤さんは患者、家族、主治医、病棟の看護師、近藤さんの五者が集まることが必要と判断し、その場をつくった。その日、妻は涙を流して声を震わせながら、主治医や看護師に切々と気持ちを訴えた。

「夫が『痛い痛い』と言い続けるなか、私は先生から精神的な痛みが原因と聞かされていたので、いつも『がんばれ、がんばれ』と励ましていました。でも、夫は本当に体が痛かったわけです。それがわからなかった私は申し訳ない気持ちでいっぱいになり、毎晩、自分を責めました。夫が亡くなったら、自殺しようと思っていたほどです」

妻の言葉をかみしめた主治医は、自分のとった対応について誠意を込めて謝罪した。その日を境に妻や娘は主治医に対して信頼感を持てるようになり、Aさんが最期を迎えるまで、気持ちよく治療やケアを受けることができた。

＊

近藤さんのように、医師と患者、家族の関係を調整する仕事はかなり難しい。両者の間に立ち、双方の立場や気持ちを理解した上で解決の糸口を探しだすためには、いくつものハードルを越えなければならない。

「人の気持ちを理解するのは本当に難しいことです。ご家族の話がよくわかったからと、一緒になって相手を責めるのではなく、医師の言動の裏に隠された理由や気持ちも理解しなければなりません。どんな場合でも話を聞くときは、自分の物差しでその考えを否定せず、尊重し肯定するように心がけています。そうしなければ、どちらの相手の心にも受け入れてもらえないからです」

これまでは医師にお任せの医療だったので、患者も家族も遠慮して自分の意見は言わないものだった。が、インフォームドコンセントとして治療の内容を説明したり、メディアに医療情報が多くなったりしてからは積極的に動く患者が増え、自分たちからサポートの必要性を訴えたりするようになった。近藤さんに相談するときも、一人でなく家族やきょうだいと一緒に来る人が多くなったという。相談内容で多いものは、

▽がんの治療や闘病についての情報を入手したい。

▽治療が多種類ある。医師から自分で選ぶように言われたが、どう考えればいいか。

▽仕事や生活と治療をどう両立させればいいか。

▽家族が看護するとき、患者とどう向き合えばいいかわからない。

▽これ以上、治療法がないことを患者本人にはどう伝えるか、などという。

ソーシャルワーカーに対する相談内容と同じものもあるが、こちらは医療や看護の側面から詳しく話を聞くことができる。

＊患者満足度調査＝医薬産業政策研究所、野林晴彦、藤原尚也「医療消費者と医師とのコミュニケーション——意識調査からみた患者満足度に関する分析」２００５年

チーム医療の意見調整役も務める

がん看護専門看護師の仕事は、患者や家族に対してだけではない。病院内の医師やコメディカル間でもコミュニケーション部分で大きな役割をになっている。

いま、がん治療では「チーム医療」の必要性が高まっている。１人の患者に対して、外科医、腫瘍内科医、放射線科医のほか、看護師、薬剤師、作業療法士、栄養士などの複数のコメディカルが情報を共有し、それぞれの視点から連携して患者のためのよりよい治療を探していく。しかし、職種の使命、文化、歴史、価値観の異なる人間が集まるため、ときにはいい意味での意見衝突が起こることも多い。そんなときは、がん看護専門看護師がチームの方向性を確認し、お互いの見解の違いを調整して、チーム医療を円滑に運ぶための、コーディネーター、さらにマネージャー役も務める。

コーディネートは雑務を積み重ねていかなければならない。いつ、どこで、だれを集めて、どんな内容で討議するか。どのタイミングが一番効果的か。早くても情報不足だったり、思考がともなわなかったりする。遅くなると、問題解決の糸口を逃してしまう。

院内でコミュニケーションスキルの講義をすることもある。日本人はもともと思っていても言葉に出さないことを美徳としてきた国民性もあり、コミュニケーションが上手ではない。そこで、イギリスやアメリカのビジネスでよく使われるノウハウを講義すると、終了後に「目からウロコが落ちました」と感想をもらす医師やコメディカルは多いそうだ。とくに、がんの転移や治療の中止を伝える場合、以前は、予後を「何ヵ月ぐらいです」と、数字で伝えていたが、最近では「次のお花見はちょっと難しいかもしれませんね」「お正月まではご家族で過ごせると思いますよ」と季節の移り変わりで表現するなど、少しでも強いショックをやわらげる工夫をするようになった。

このほか、近藤さんは現場の若手看護師の相談にもよく応じる。

がん治療は長期におよび、さらに転移や再発も起こるため、人間の感情が何度も揺さぶられる。患者の心が大きく動いたときにはどう対応すればいいか、という悩みに若手なら一度はぶつかる。がん患者からよく受ける質問に、「どうして、私はがんになったのか」「どうして、私ばかり苦しまなければならないのか」というものがあり、これはスピリチュアルペインという死の恐怖、自己存在の意味や価値、生きることの根源に関わる心の痛みだが、若手看護師が突然聞かれたら、とてもすぐには答えられないだろう。

実は近藤さんががん専門の看護師を目指したのも、それがきっかけだった。

＊

看護師になったのは、学生のとき、臨床実習で患者や家族とのふれあいを大切に感じたからだ。病院に勤務して、最初の3年間は整形外科で経験を積んだ。その後、外科の看護師がキビキビと仕事をしていた姿に憧れ、近藤さんも希望した。

外科勤務になって2年目、50代の食道がんの男性患者Bさんの担当になった。すでに、がんは頭部に転移していて、Bさんは放射線治療を受けていた。梅雨のうっとうしい天気が続くある日、近藤さんが点滴のボトル交換のため病室に入ると、Bさんはベッドの上にあぐらをかいて座っていた。いつもほとんど話さない無口なタイプだったが、その日はまっすぐ前方を見つめたまま、ポツリと話しかけてきた。

「僕は自分がだんだん悪くなっていく気がします。でも、先生（＝医師）は僕の顔を見るたびに『よくなってきている』と言う。なぜでしょうか」

近藤さんはBさんが告知を受けていないことを知っていたので、そのときすぐ、どう答えればいいかわからなかった。当時は、まだ死に対して恐怖を感じていた時期だったので、Bさんの言葉に体がこわばった。一瞬だったが時間が止まったようにも感じた。

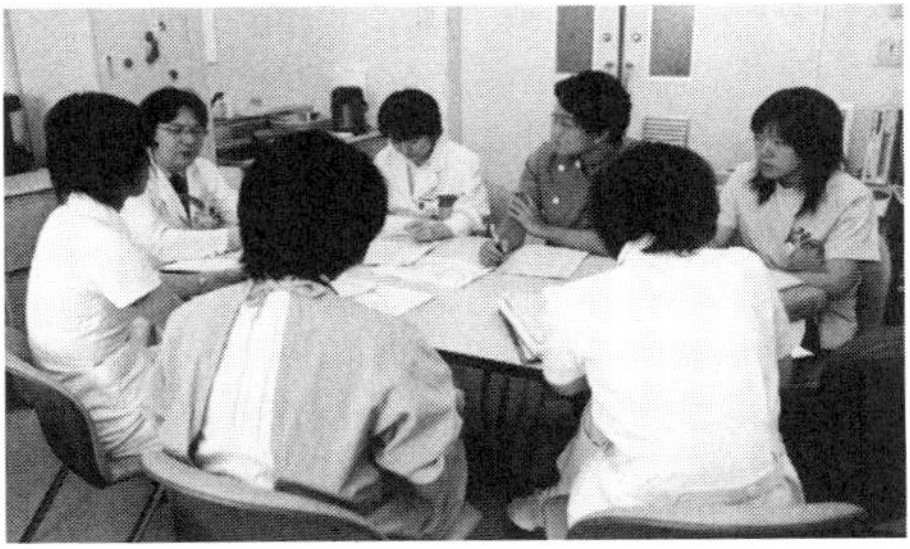
医師、看護師、コメディカルのカンファレンスは患者と医療者の間にすれ違いをつくらないために重要

近藤さんはその沈黙に耐えられなくなり、仕事が終わると急いでナースステーションに戻った。そして、大きな無力感に襲われた。
「話ができなかった。私はナースとして、何の対応もできなかった」
翌日からは、その部屋に行くのがこわいとさえ思うようになった。
近藤さんにとって、それは衝撃的な体験で、だれにも言えなかった。患者にネガティブな感情を持ってしまったことに罪悪感を抱いた。自分の見たくない側面だった。

だが数ヵ月後、Bさんが亡くなったとき、近藤さんは強く思った。

「こんなときこそ、逃げてはいけない。患者さんと向き合わなければ」

大学院でがんの緩和ケアを勉強したいと思った。2年間で、がんの告知、転移や再発時の不安、痛みの緩和、ターミナルケアなど幅広く学び、ふたたび現場に戻った。

＊

スピリチュアルペインにどう対応するかは、実はベテラン看護師でも答えに苦慮することが多い。

「この質問に対する明確な答えはありません。人間の魂の叫び声だからです。私は看護師になって19年目になりますが、いまでもこの問いに対し、何もできない自分がいることを認識し、心が苦しくなります。でも、そこで私が逃げたら、患者さんは本当にひとり残されてしまう。自分も苦しいですが、そこできちんと向き合うことが必要です」

最近では以前、困惑していた人間の持つネガティブな感情も理解したいと思えるようになった。「人にやさしくなったのかな」と近藤さんはつぶやく。

全国の病院にがん看護のスペシャリストを

がん看護専門看護師は、2007年現在、全国に79人いる。専門看護師のなかでは、がん看護が一番多いが、それでもすべての病院に配置されるにはまだまだ足りない。この数字ではがん看護専門看護師のいる病院を探すのが難しいくらいだ。米国には200種類以上の専門看護師職があり、日本の医療現場は20～30年遅れていると言われる。

専門看護師とはどんな仕事をするのか。専門看護師もふつうの看護師と同じように外来や病室で患者のケアをするが、さらに仕事の範囲が広く専門性が高い。たとえば、がん看護専門看護師には、

①がん患者・家族の悩みや相談の対応

②患者や家族の倫理的な問題（たとえば、「治療を継続するか、中止するか」「患者にはどこまで真実を伝えていくか」「苦痛の強い患者に対する鎮静剤投与について」など）と、それに対する葛藤の解決

③チーム医療時のスタッフ間の意見調整

④看護師からの相談の対応

⑤看護師の教育

⑥がんの専門知識や看護技術に関する研究、という役割がある。

近藤さんは看護師の仕事のやりがいを「患者さんと少しずつ信頼関係を構築していくところですね」と言う。とくに、夜勤のとき、家族が帰ってしまったあとの時間を患者と共有することをとても大切にしている。さらに、がん看護専門看護師の資格を得てからは、「がんのスペシャリスト」として患者からのニーズや期待を感じるようになった。

この仕事で求められる資質について言う。

「人生や医療の臨床現場で失敗するたびに立ち止まっていろいろ考えてきた人、そのたびに、気づきや疑問を持って生きてきた人は、この仕事に向いています。悩みやジレンマ、人との衝突を避ける必要はありません。その一つ一つが人間を成熟させるからです。成熟度は年齢ではなく、経験とそのときの考察力によってつくられると思います」

スペシャリストになっても悩む。そんなとき近藤さんは、似たような体験を持つ人とつらさや苦さをわかちあう。一人で抱え込まず、声をあげると楽になるという。12歳の男児の母という顔も持つが、毎日、すごく充実していると言い切る。

がん看護専門看護師は患者と医師の間、病院内では人と人をつなぐ。悩む人がいれば「あなたは一人じゃない。一緒に考えよう」とサポートし、病院全体を活性化させる。

＊がん看護専門看護師を探すには：日本看護協会のＨＰへ

医療コーディネーター

病院の「外」で患者と医師をつなぐ
「本来は必要ない職業」の必要性

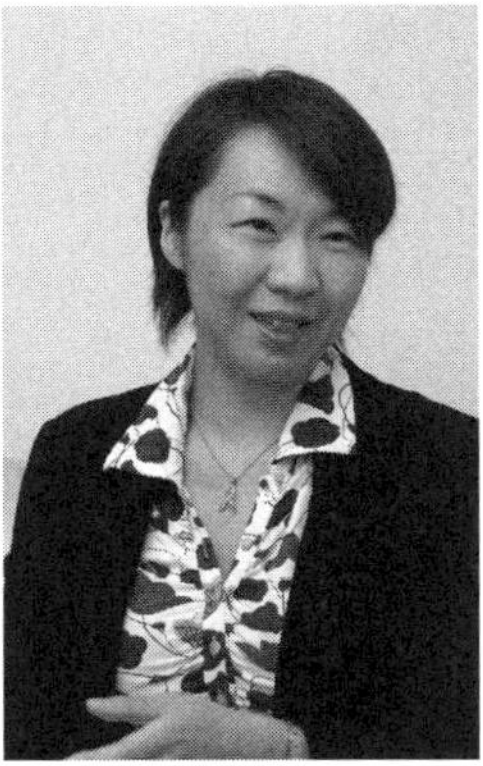

嵯峨崎泰子さん
日本医療コーディネーター協会理事長

1965年生まれ。看護専門学校、日本女子大学卒。各科臨床看護師、医療機器専門商社勤務を経て、1995年から日本初の医療コーディネーターとして活動を始める。医療法人社団ユメイン野崎クリニック副理事長、株式会社早稲田総合医療研究所代表取締役を兼務。編著に『先生、別の医者を紹介してください！』（日本文芸社）など。

自分で治療法を選ぶためのアドバイザー

がんと診断され、その治療法や入院日まで決まったが「やっぱり、手術はイヤだ」「本当にこの方法でいいのか」など不安になることがある。あるいは、医師から「2種類の治療法がありますが、どちらを希望されますか」などと、患者に治療の選択を任されることも多くなってきた。とはいえ、医学について素人の患者が医師に質問したり、自分に合う治療法を選び取ったりすることはなかなか難しい。

そんなとき、病院ではソーシャルワーカーやがん看護専門看護師に相談できるが、実は、病院外にも「医療コーディネーター」という職業の人がいる。医療コーディネーターとは、医療の知識を持つ第三者として医師と患者の立場の違いから生まれる考え方の隙間を埋めながら、患者が希望する治療や医療を受けられるようにサポートしてくれる人のこと。つまり、患者とその家族や友人の専属アドバイザーだ。

医療法で医師は治療前にその内容や予想される副作用、治癒率、予後などを話して、患者の合意を得るというインフォームドコンセントが義務づけられ、医師はずいぶん言葉を選びながら患者と話すようになってきた。が、それでも患者が理解できないことは多い。そんなときはコーディネーターが診察に同席して、患者の表情を見ながら「先生、その言葉の意味がちょっとわからないのですが」「すみません。もう一度、かみくだいてお話しいただけますか」などと声をかけたり、補足説明したりする。

医療コーディネーターの嵯峨崎《さがさき》泰子《やすこ》さんは言う。

「患者が医師の話についてわからないのは当然だと思います。大学で6年間も医学の基礎を勉強して、さらに臨床現場で知識や情報を積み上げてきた人と話して、1回の説明ですべてをわかろう、わかってほしいというほうが無理ですね。最初の説明で患者さんが理解できることは5%ぐらい、残りの95%は何回も説明を聞くうちにわかってくるものでしょう」

複数の治療法が提示され、患者がどのように決めればよいかわからない場合は、医療コーディネーターが患者の人生でどんなことが一番大切か、いまどんな生活をしているか聞き取り、その人らしい生き方にそった選択肢を話し合う。

主治医とうまく信頼関係を築けず病院を替えたいという人には、こうしたらいいのではないかと関係修復の提案もする。相談者のなかには「医師は強い立場でお金をたくさん稼いでいる。一方、患者は悲惨な状況にある」と被害者的な意識を持っている人もいるので、そんなときは「いえいえ、医師は寝る間もなく働いているのに、給料は決して多いわけではない。いい思いをしている医師なんて、本当にごく一部ですよ」と話して、相手の先入観を取り外す。過剰に不信感を持つ場合は、その背景を説明する。

この仕事は、1995年、嵯峨崎さんが日本で初めて生み出した。きっかけは、知人から家族の病気について相談を受けたことだった。

70代の父親は脳腫瘍と診断されたが、その治療法について主治医と患者の意見が分かれていた。主治医は「良性ですが、手術を受けなければ死にますよ」「治療法は手術しかありません」と繰り返すが、患者は「手術はどうしてもイヤだ」「放っておくと死んでしまうなら、それでもいい」と拒む。その7年前、耳下腺のがんの手術を受けたことがあり、麻酔から目覚めたときの苦痛を二度と経験したくないと思っていた。困り果てた家族が「手術をやめる方向で医師を説得してもらえないか」と看護師の資格を持つ嵯峨崎さんに頼んできたので、「私の経験が役立つなら」と気軽に引き受け、数日後、患者と一緒に病院へ行った。

＊

「こんにちは。私は看護師なので、少しはお話がわかると思って一緒に来ました」

診察室で嵯峨崎さんが親族のふりをしてそう挨拶すると、主治医はこころよく同席を承諾し、説明を始めた。が、しばらく黙って聞いていた嵯峨崎さんには、素朴な疑問がいくつも浮かんできた。

「どうして、組織診（組織の一部を採って、顕微鏡で良性か悪性か調べる検査）もしていないのに、医師は良性と言い切るのか」

「本人は手術したくないと何度も言っている。他の治療法ではダメだろうか」

そこで、話が一段落したとき、嵯峨崎さんは主治医に聞いた。

「ところで、手術以外の治療法は考えられませんか。たとえば、放射線治療のガンマナイフはどうですか。または、脳血管内治療はできませんか」

「ガンマナイフ」とは、放射線の一つのガンマ線を多方向からがんに集中して照射していく特殊な放射線治療のこと（p105参照）。脳血管内治療とは、マイクロカテーテルと呼ばれる細い管を太腿の付け根から頭部まで進めて、血管内から抗がん剤を流しこみ、がんを壊死《えし》させる方法だ。主治医は患者側から詳しい治療の話が出たことに驚き、それらを勧めない理由を話し始めた。

「ガンマナイフは腫瘍の大きさからみると適応外と考えます。また、この病院には設備がなく、これまで数例の患者を他施設に紹介しましたが、いずれもうまくいきませんでした。脳血管内治療については、検査の画像写真を見た印象ではがんまでカテーテルが届かないと思います」

嵯峨﨑さんは脳血管内治療の説明を聞いたとき、「もしかしたら医師によって技術差があるので治療の可能性を探るべきはないか」と考えてこう切り出した。

「他の医師の意見も聞いてみたいので、先生、どなたかご紹介いただけませんか」

当時、セカンドオピニオンは、いまほど知られていなかった。主治医はしぶしぶ了承して、関連病院に紹介状を書き、嵯峨﨑さんと患者は紹介された二人目の医師にセカンドオピニオンを求めた。その医師は最初の病院から借りた画像を見て、「これはわかりにくいね」と言いながら、すぐ主治医に電話をした。

「恐れ入りますが、もう一度、角度を変えてMRIを撮り直していただけませんか」

セカンドオピニオン先の病院でもMRI（磁気共鳴映像法）検査はできた。が、セカンドオピニオンとは主治医の診断に対する別の医師の意見であって、治療は最初の病院で受けることが前提になる。このため、関連病院の医師は主治医の病院でもう一度検査をしてもらって、それを持って来院するよう勧めた。

撮り直した写真をセカンドオピニオンの医師が見た結果、7年前の耳下腺のがんが再燃（切除したときの取り残しが再び大きくなったという意味）して、脳の奥深くに広がっていたことがわかった。つまり、主治医の診断は誤りだったわけだ。この場合は手術ではなく、嵯峨﨑さんが提案した「脳血管内治療でがんを小さくして、放射線のガンマナイフ」という治療法を選ぶことになる。

だが、最初の病院ではそれらの治療を受けられなかったので、そのままセカンドオピニオン先の病院で脳血管内治療、さらに、3つ目の病院となる脳神経外科ガンマナイフセンターでガンマナイフを受けた。残念ながら、患者は8ヵ月後に心不全で急逝したが、知人の家族からは「本人が最後まで拒んでいた手術をすることなく、満足できる人生を送れてよかった。そういう治療を選ぶサポートをしてくれて本当にありがとう」と礼を言われた。これが医療コーディネーターとして最初の仕事だった。その後、人伝てにこの話が広がり、次第に同じような依頼がくるようになった。

＊

がんの治療では、基本的には全国どこの病院でも同じように受けられる「標準治療」が設定されている。各学会で、病期ごとに科学的な臨床研究に基づいたデータによって比較検討された、その時点で最善の治療法が選ばれる。

だが、患者はひとりひとり体の状態や気持ちが異なるもの。とくに2度目の手術を嫌がる人は多い。また最近では治療の種類が増えて、同じ病期でも手術か放射線治療のどちらかを選べるなどもある。それぞれメリット、デメリットを併せ持つからだ。患者それぞれの生き方にそった治療を選ぶために、がん看護専門看護師や医療コーディネーターのような専門知識を持つ人のアドバイスを得ることはよい方法だろう。

自分の気持ちを閉じ込めてしまっていいのか

嵯峨﨑さんが医療コーディネーターという仕事の必要性を強く感じたのは、「病院の臨床現場で、患者が自分の意見を言いにくいという雰囲気に疑問を持ったから」という。最初のできごとは、身内の手術と死に立ち会ったことだった。

1987年、嵯峨﨑さんの祖母は、老人健診で胸部大動脈瘤の疑いを指摘され、都市部の大学病院で精密検査を受けた。その結果、やはりそう診断され、「このまま放置しておくと破裂の危険性がある。手術を勧めます」と主治医に言われた。が、祖母本人は自覚症状がないので手術に前向きでなかった。

「家に帰りたい」「手術なんて、受けたくない」というのが患者の希望だったが、家族も、当時看護師の資格を得たばかりの嵯峨崎さんも、付き添っている中で「手術が心配なのはわかるけれど、大丈夫。がんばって、早く元気になろう」と説得した。しばらくすると、祖母は自分の気持ちを何も言わなくなったが、手術室に入る直前、麻酔でボーッとしながら嵯峨崎さんにつぶやいた。

「もう、目が覚めへんような気がするなあ」

その言葉通り、手術後6日目、祖母は麻酔から覚めることなく集中治療室で他界した。希望をひとつもかなえられなかったという後悔が、嵯峨崎さんの心に深く残った。

看護師として病院に勤務するようになってからも、同じようなことが日常で何度も繰り返された。患者がこうしたいと言葉に出しても、病院の方針、家族の都合が優先される。やがて、患者は自分の意見を言わなくなり、心を閉ざしてしまう。それを見るたびに、嵯峨崎さんは祖母のことを思い出し「患者さんの気持ちや生き方に沿った医療が受けられていない」と強く感じた。

10年後、今度は嵯峨崎さん自身にがんが見つかった。初期の子宮頸がん（ステージ0期）と診断され、病状の進行が早かったこと、30歳という若い年齢だったこと、すでに子供が1人いたことから、主治医は「手術で切除すれば完治します。子宮を全摘しましょう」と言った。その言葉を聞いた途端、嵯峨崎さんは医療に関わる仕事をしているにもかかわらず、頭の中が真っ白になってしまい、「『待ってください。考えさせてもらえませんか』と答えるのが、やっとだった」と言う。

嵯峨崎さんは2人目の子供がほしいと思っていた。臓器を摘出するときの身体的な負担や子宮を失うことへの抵抗感もあった。子宮頸がんの0期なら子宮全摘以外の治療法があることも知っていた。そこで、その病院でできる円錐切除術（レーザーメスで子宮の入り口を円錐形に切除する方法）で子宮を温存することを選択した。このときも、患者が自分の気持ちを病院側に伝える大変さを身にしみて知った。

これらの経験を通して、嵯峨崎さんは「医学の知識が乏しくても、患者の直感や意見はかなり正しい。患者の気持ちは優先されるべきだ」と痛感し、納得した治療を受けるための仲介役やアドバイスを求められれば、積極的に依頼を引き受けることにした。

その後、同じような考えを持つ人々と出会い、ともに活動していくために、2003年、『日本医療コーディネーター協会』を発足させた。さらに、今後新しい人材を育成するためには認定制度が必要と考え、看護師の資格と臨床経験がある30歳以上の志望者

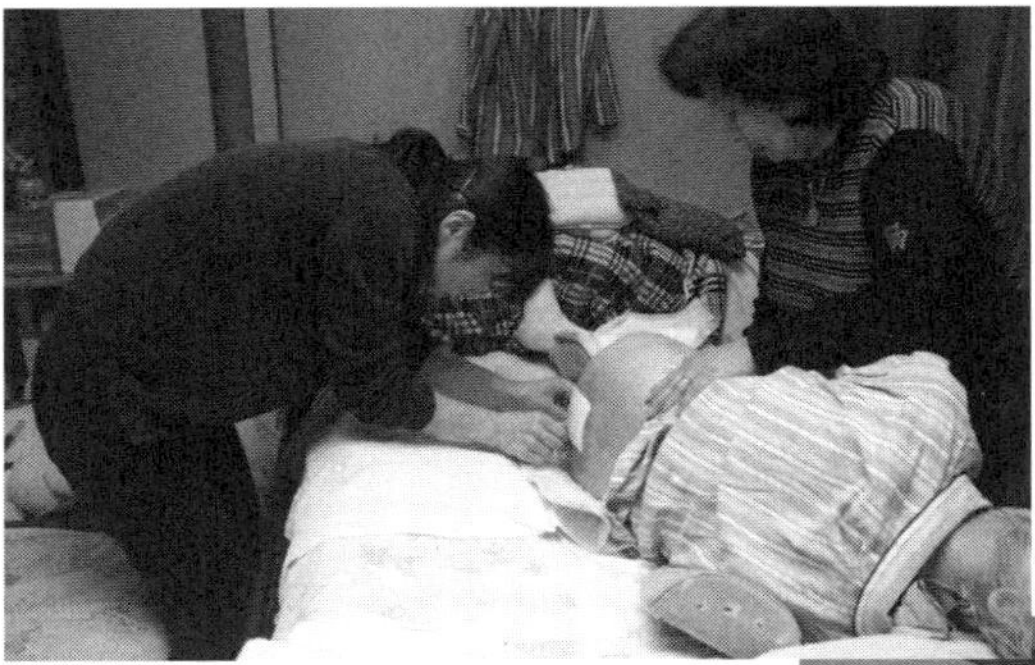

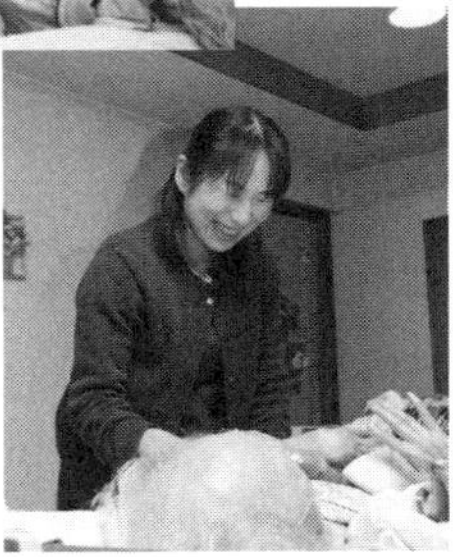

医療コーディネーターの照井節子さんは患者宅を1日1回訪問し、体温、血圧のチェックや褥瘡の洗浄など医療的な処置も含めてケアをする。患者が介護施設などを利用するとき、照井さんが専任のコーディネーターとして家族を代弁し、先方のスタッフらと綿密な打ち合わせをするので、どこでも同じ質のケアが受けられる。患者の家族も照井さんには大きな信頼を寄せている。

を対象に講座を受けてもらうことにした。現在、約90人が認定を受け、全国の医療機関に所属しながら、フリーランスの形で活動している。

医療コーディネーターは、基本的には病院の看護師と同じような仕事をしている。それにもかかわらず、どうして新しい職種が必要なのか。嵯峨崎さんも「本来は必要ない職業かもしれない」と前置きした上で、医療現場の状況を説明する。

「病院というところは、毎日、かなり忙しいし異動も多い。スタッフ間の申し送りをしても、患者の細かい心の機微や価値観まで伝わっていくとは限りません。ようやく看護師と信頼関係が築けたと思っているときにケアする人が代わると、それは患者にとってストレスになります。本来、患者と医療スタッフというのはお互い言葉を交わさなくても、かゆいところに手が届くような関係が求められている。でも、病院ではシステムや診療報酬のしくみから、それが難しいわけです」

つまり、現代のがん治療現場で切実に求められている「病院と患者」「医師と患者」の間を調整する役割を院外で実現しているわけだ。

在宅での看取りは濃密な家族の時間を残す

医療コーディネーターは看護師としての資格を生かし、在宅ホスピスを希望する患者の看取りもサポートする。その場合、初日に「今後起こりうる事態とその対処法」を説明しておくと、家族が安心して看取りに臨めるという。次の例は大学病院の医師から医療コーディネーターを紹介されたという40代の乳がん末期の妻を抱えた夫の話だ。

＊

嵯峨崎さんは患者が退院した日に自宅を訪問した。患者がいない場所で、夫に「大丈夫ですか。家で看取れますか」と声をかけたところ、「いや、妻の呼吸が止まる姿を一人で見ていくのが不安でこわい」と弱々しい声が返ってきた。同じ日に在宅医を伴い再度訪問して

「いま、医療者やご家族ができることは、奥さまに痛みを感じさせないことと、苦しませないことだけです」

と伝え、そのときの手続きを詳しく説明した。たとえば、呼吸停止になったときは主治医が自宅に到着するまで落ち着いて待ち、死亡診断書を書いてもらう。あわてて救急車を呼ぶと、それは異常死とみなされ監察医による解剖対象になる可能性があるからだ。が、死亡24時間以内に医師が診ていれば異常死にはならない。たいてい、末期になると、在宅医療の主治医はほぼ毎日または一日に何度も往診しているという。

また、在宅ケアをしていても、最終的には病院に搬送して看取ることもできる。さらに、「緊急のときは、いつでも連絡してほしい」と嵯峨崎さんは夫に4つの連絡先（①嵯峨崎さん、②③フォローの医療コーディネーター、④在宅医療の担当医師それぞれの携帯電話の番号）を渡した。

こんなふうにレクチャーを受けた夫は落ち着きを取り戻し、翌日からは介護休暇を取

って毎日、妻に付き添った。嵯峨崎さんが訪問看護で自宅を訪れるたびに、枕もとの花束が増えていて、妻が周囲からどれほど慕われる存在だったかわかった。やがて、多くの友人に囲まれて妻は静かに息を引き取った。

＊

在宅ケアでの看取りを怖がる人がいるが、嵯峨崎さんは「決してそうではない、病院では得られない充実した時間をつくることができる」と強く言う。

「患者さんはそばにだれかいるだけで安心感を持てるものです。意識がもうろうとしていても聞きなじんだ声はきっとわかるし、家族が肌に触れてくれていれば死に対する恐怖もやわらぐでしょう。家族にとっても、『何もできないと思っていたが、こういうことができた』という満足感につながります」

医師からもコーディネート依頼が

コーディネートの仕事を始めたばかりのころは、患者が望んだ治療を実現しようと別の医師を紹介して、主治医から「営業妨害だ」と怒鳴られたこともあった。が、10年経ったいまでは医師からも依頼がくるようになった。

たとえば、患者に治療の詳しい説明をしてほしいという依頼は多い。限られた診察時間だけでは説明しきれなかったり、患者が納得しきれなかったりする場合が多いからだ。また、大学病院で可能な治療が終わったあと、患者が保険診療外の治療を希望する場合は、「医療コーディネーターという仕事がありますよ」と医師から紹介することもある。病院の医師という立場上では勧められない治療でも、医療コーディネーターに患者を託すことで、ひとりひとりの人生を尊重するという意味を含む。

さらに、「抗がん剤治療で未承認薬を使いたいので、コーディネートやフォローをしてもらえないか」と医師から相談を受けることも多い。未承認薬とは、海外の臨床現場では使われていても、日本では厚生労働省の承認を受けていない薬のこと。現行の医療制度では、病院の医師が未承認薬を使用すると混合診療となり、すべてが保険外診療扱いになり患者負担が重くなる。そこで、医療コーディネーターが購入方法、代行業者への発注、使い方、その後のフォローなどを専門医や薬剤師のアドバイスを受けながらコーディネーションをする。薬の購入は独自リサーチしたデータに基づき、安価で信頼できる業者に頼む。料金は患者から直接業者に支払ってもらう。

ところで、当初、嵯峨﨑さんはボランティアとしてコーディネートの依頼を受けていた。が、相談者から「いくらか取ってほしい」と言われるようになり、時給500円程度で依頼を引き受けたら、「もっと、請求してください」「見積もりを出してください」と言われるようになった。「相談料を設定してもらったほうが、気兼ねなく頼める」という人も出てきた。その結果、お互いに納得できると落ち着いた金額（コーディネート料金はどんな相談でも1時間1万5000円。消費税込み）でいまは依頼を受けている。

＊医療コーディネーターの依頼方法＝日本医療コーディネーター協会のホームページの「協会のご利用」に依頼用フォームがある

さまざまな価値観を尊重するための社会経験も必要

嵯峨﨑さんの仕事は突発的なことも多いため、1年365日24時間、患者の連絡を受ける体制を整えている。そんな一日は、朝6時から始まる。中学生と小学生の2児の母でもあるため、朝は食事の支度や家事をしながら子供たちを学校に送り出したあと、8時半には活動拠点のクリニックへ。そこで昼間は面談や訪問看護をこなす。医師の指示があれば医療行為もできるので、訪問看護のときは往診バッグ（次頁写真）を持参する。クリニックの患者以外でも、常時100人のクライアントを抱えているが、外出時の仕事道具は携帯電話ひとつだけ。そこには500〜600件の電話番号が登録されている。最初は重たいパソコンを持って歩き回っていたが、最近では仕事にも慣れて必要最低限の荷物だけを持ち歩けばよいほど身軽になった。

帰宅は深夜の23時～24時ごろ。子供が小さいころでも、夜中に看取りの電話が鳴ると、すぐに患者の元に駆けつけた。長男が3歳のときは「どうしても、ママについていく」と言って聞かず、母子ともに患者の枕元に座ったこともあった。週末、家族で遊びに出かけていても、携帯電話が鳴ると「ハイ、今日は終わり。家に帰りまーす」と言って、クライアントのところへ。やがて、2人の男児も「患者さんからの電話だったら、しょうがないや」と言えるようになった。子供たちは母の背中から社会や医療を学んでいる。

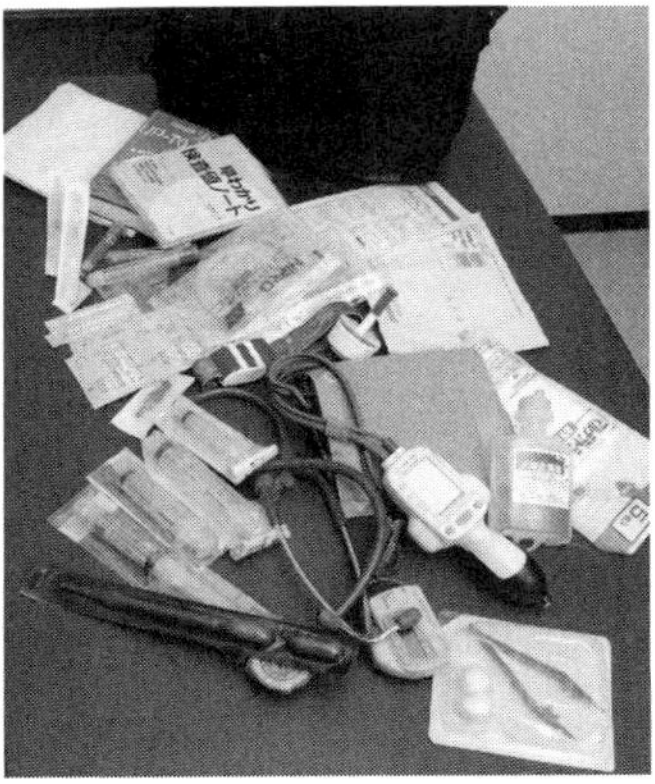
患者宅へ訪問する際の往診バッグ。医療用具が詰まっている

これまで1000件以上のコーディネートを手がけて、この仕事のよさについて、

「医療者、患者・家族・友人、コーディネーターの三者が納得した決断をくだしたときは、今の医療社会を円滑にしているという役割と充実を感じます」

と言う。そのためには、どうしてもコミュニケーションスキルが必要になるので、協会では志望者にコメディカル以外の仕事を一度は経験することを勧めている。たとえば、嵯峨﨑さんは看護師を経験したあと医療機器メーカーの営業職と民間シンクタンク研究員を兼務後、この仕事を立ち上げた。協会発足当時のメンバーには、ＪＡＬの客室乗務員から看護師になり、その後、医療コーディネーターを志望した人、治験コーディネーターから転身した人、民間企業のＯＬを経験した人、などがいる。

「世の中には多種多様な人がいて、それと同じ数の価値観がある。わがままな人がいたり、仕方ないことがいろいろあったりするけれど、それが当たり前というところからスタートします。机上の学習だけでは、患者さんが納得のいくサービスはできません。自分の経験を踏まえて、いかに多くのできごとを予測できるか、想像できるかがこの仕事の勝負どころです」

自分の身にふりかかった多くの経験から社会に求められる新しい仕事を見つけた。が、嵯峨﨑さんはいつの日か、医療コーディネーターという仕事がなくなることを願っている。コーディネーター認定者が学んだことをそれぞれの医療現場に持ち帰って、今後は病院の中で大きな変革を起こすことを期待しているからだ。

第2章　最先端がん医療の実力

遺伝カウンセラー

「がんは遺伝するか」
患者の不安に最先端科学が与える指針

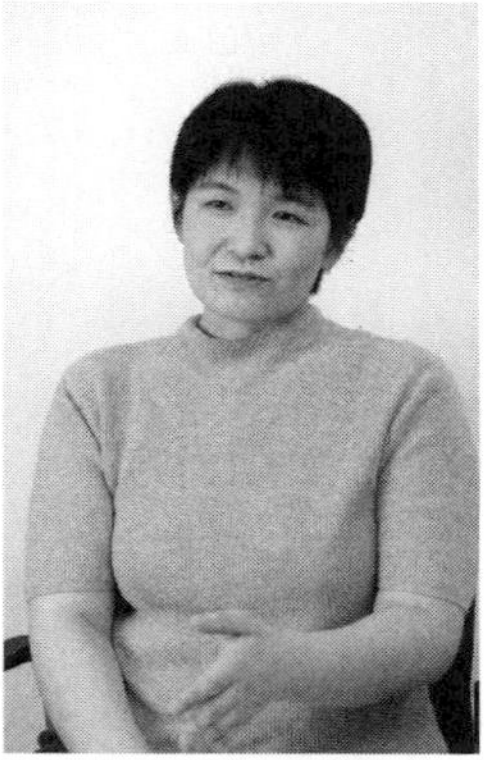

田村智英子さん
お茶の水女子大学大学院人間文化創成科学研究科准教授

1964年生まれ。88年、東京理科大学薬学部卒。帝人㈱に13年間勤務し、遺伝子関連の研究やがん領域の薬の臨床研究をする。2000年に渡米、遺伝カウンセラー養成修士課程卒業。03年帰国、国立成育医療センター遺伝診療科を経て、現在、東京医科歯科大学生命倫理研究センター（遺伝診療外来）、木場公園クリニック（生殖医療専門）などで遺伝カウンセリングに携わる。04年から現職。

「遺伝性腫瘍」の特徴

家族や親戚の中にがん患者が複数いると、「うちは、がんの家系だから……」と心配する人は多い。本当にがんは遺伝するのだろうか。

遺伝カウンセラーの田村智英子《たむらちえこ》さんは言う。

「がんは日本人の死因のトップにくるほど、ありふれた病気で、同じ家系に患者さんが何人もいるという話はよく聞きます。でも、その90%以上は遺伝と関係ありません。ただし、残り約10%に『遺伝性腫瘍（腫瘍＝がん）』の人がいることはわかっています」

体の細胞は秩序正しく分裂を繰り返して成長する。が、後天的に複数の遺伝子が傷つくと、細胞分裂のコントロールが乱れて異常増殖する。これが、がんの始まりになる。

一方、「遺伝性腫瘍」は、先天的に特定のがんになりやすい体質が遺伝している。ほとんどの臓器に認められ、①若年（がんの種類によるが、一般的には60歳以下）で発症する、②血のつながりのある家族や親戚の中に同じ種類のがん患者が複数いる、③1人の患者がいくつものがんになる、同じ臓器のがん（両側性乳がん、網膜芽細胞腫など）になるなどの特徴がある。次頁の表は代表的な遺伝性腫瘍である。それらは、おもに「常染色体優

代表的な遺伝性腫瘍

症候群名	遺伝形式	主な腫瘍、症状
家族性大腸ポリポーシス(FAP)	AD AR	大腸がん、十二指腸乳頭がん、デスモイド腫瘍など
遺伝性非ポリポーシス大腸がん(HNPCC)	AD	大腸がん、子宮内膜がんなど
遺伝性乳がん、卵巣がん	AD	乳がん、卵巣がんなど
多発性内分泌腫瘍症1型(MEN 1型)	AD	副甲状腺腫瘍、下垂体腫瘍、胃十二指腸、膵、小腸などの消化管内分泌腫瘍など
多発性内分泌腫瘍症2型(MEN 2型)	AD	甲状腺髄様がん、副腎褐色細胞腫など
網膜芽細胞腫	AD	網膜芽細胞腫など
色素性乾皮症(XP)	AR	皮膚がんなど
リー・フラウメニ症候群	AD	骨肉腫、脳腫瘍、副腎皮質がん、乳がん、白血病など
フォン・ヒッペル・リンドウ病	AD	網膜や中枢神経の血管芽腫、腎がんなど

AD：常染色体優性遺伝　AR：常染色体劣性遺伝　腫瘍：良性・悪性含む

大阪大学医学部附属病院遺伝子診療部・西田千夏子氏と田村智英子氏による。一部改編

性遺伝（*）」という遺伝形式によって、親から子どもへ50％の確率で遺伝の可能性がある。が、遺伝していても全員発症するわけではない。

＊常染色体優性遺伝＝染色体の中には両親から受け継いだ遺伝子が対になっていて、片方の遺伝子に変化があるだけで病気が発症することを「優性遺伝」、両方の遺伝子に変化があるために病気が現れる場合を「劣性遺伝」という。

遺伝カウンセリングとは？

「うちの家系のがんは遺伝性のものか」と心配になった場合、医療機関の遺伝カウンセリング外来や遺伝相談室で「遺伝カウンセリング」を受けられる。国内では1970年代に出てきた医療サービスで、おもに、小児専門病院で普及した。やが

て、90年代半ばから、専門外来を開設する大学病院が増えた。

相談内容は、おもに①小児の先天異常（ダウン症などの染色体異常、体や臓器の先天的な形態異常など）、②妊娠に関わる産科領域（出生前診断、着床前診断、高齢出産、習慣流産など）、③遺伝性腫瘍、④そのほかの小児・成人の遺伝性疾患（筋ジストロフィー、血友病など）の4種類に大別される。カウンセリングではそれぞれの疾患について、▽本当に遺伝性かどうか検討する、まだ発症していない場合は発症リスクを検討する、▽遺伝子検査や医学的な情報を提供する、▽患者の疑問や心配について話し合う、などをする。

「遺伝子検査」では血液検査で遺伝性疾患を発症するリスクがあるかどうか見分ける。このほか、▽性感染症、肝炎ウイルス、エイズウイルスなどの感染症にかかっているかどうか、▽遺伝性疾患でない病気に関する遺伝子があるかどうか（たとえば、乳がんの場合、抗がん剤のハーセプチン〈一般名・トラスツズマブ〉の効果があるかどうかを知るために、HER2遺伝子の有無を調べる）、などもわかる。

この「遺伝子検査を受ける」ということは、あらかじめ、自分の体について知り安心できる反面、その結果次第では大きな心の揺れや葛藤をもたらすこともある。本人だけでなく、家族や親族に大きく心理的な影響を与えることも十分考えられる。そこで、検査前には遺伝カウンセリングを受けることが必要になる。

これまでは、臨床遺伝学を専門とする医師が相談を受けていた。が、ゲノム解析が進み、遺伝子検査が実用化されたことで、医学的な情報を提供するカウンセリングの必要性がますます高まってきた。そこで近年、「遺伝カウンセラー」という専門職が登場した。田村さんは日本で初めてその仕事に就き、２００３年から、東京医科歯科大学生命倫理研究センター（遺伝診療外来、東京都文京区）などで相談を受けている。

遺伝カウンセリングとはどのようなものか。次のような例を紹介してもらった。

＊

40代の女性A子さんは、がん検診で乳がんを疑われ、大学病院で精密検査を受けた。その結果、やはり、早期乳がんと診断されたので手術を受けた。退院後、検診で主治医と話したとき、A子さんは以前から疑問に思っていたことを聞いてみた。

「実は、私の2歳上の姉も5年前に乳がんの診断を受け手術をしました。おばにも乳がんだった人がいます。もしかしたら、私の乳がんは遺伝と関係あるのでしょうか」

「それでは、遺伝について相談できる専門のカウンセラーを紹介しましょう」

と主治医は病院を紹介してくれた。数週間後、A子さんは遺伝カウンセリング外来を

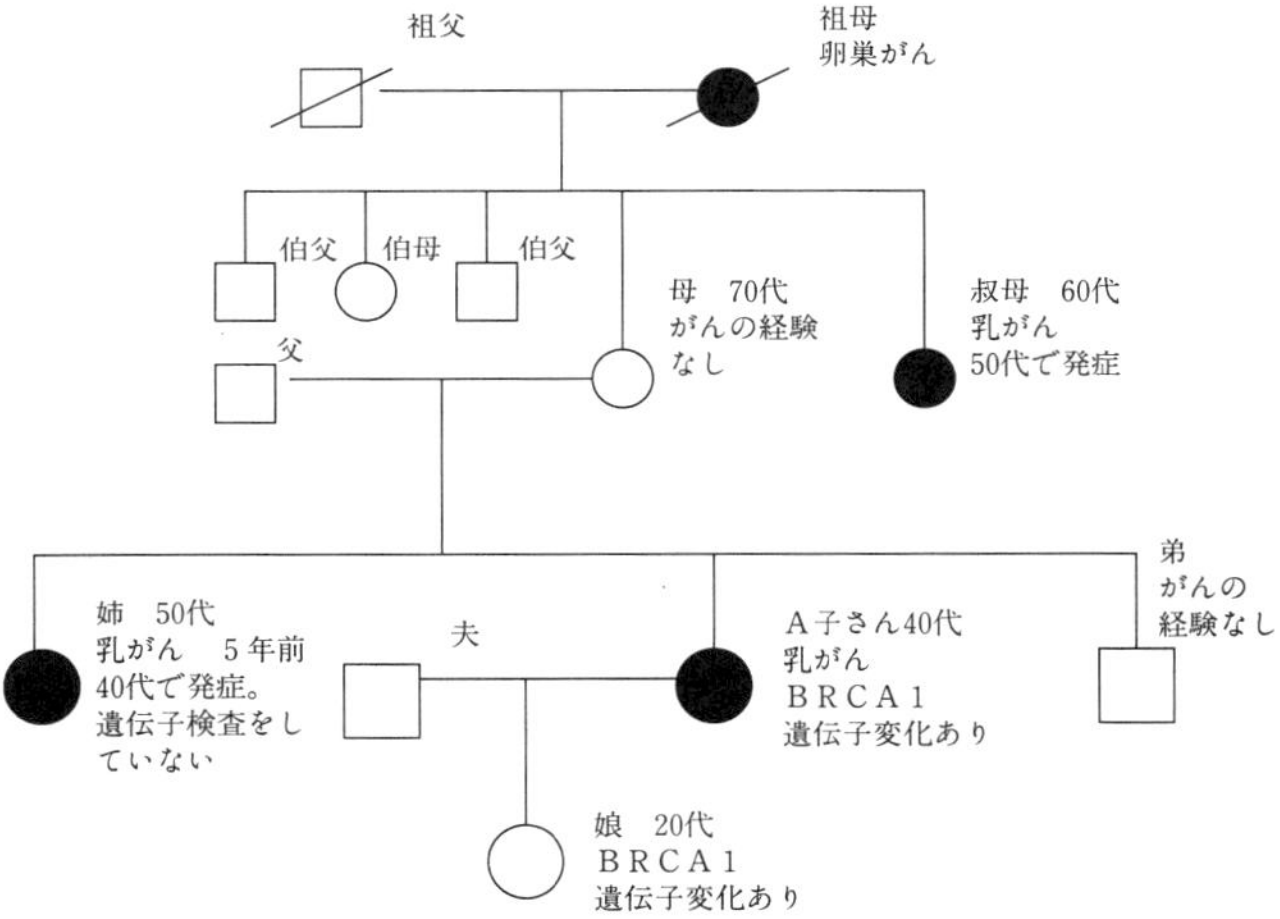

A子さんの家族の病歴などを表す家系図

訪れた。大きな窓から、きれいな景色が見えるゆったりした相談室だった。担当になった田村さんはA子さんの向かいに座ると、にこやかに自己紹介し、カウンセリングを始めた。

「乳がんが遺伝かどうか考えるために、もう少し詳しいことが知りたいですね。あなたやご家族の病歴についてお聞きしてもいいですか」

すぐに、A子さんは姉やおばの乳がんについて話し始めた。田村さんはそれを聞きながら、家系図を描いていった。

家族の病歴についても聞かれたので、A子さんは少しずついろいろなことを思い出した。そうしているうちに、仲のいい姉が乳がんになってとても心配したこと、それがきっかけになり自分もがん検診を受けるようになったこと、自分の治療が一段落するまでの眠れないほどの不安や今でも再発を恐れていること、などの話が涙とともに堰《せき》を切ったようにあふれ出てきた。さらに、がんの遺伝についてはあまり意識していなかったが、「もし、20代の一人娘に遺伝していたらどうしたらいいか」という不安がカウンセリングに来た動機だったことも話した。田村さんは真剣な表情で耳を傾けた。

家系図ができたところで、今度はA子さんがいくつか質問した。

——遺伝性の乳がんには、どんな特徴がありますか。

「最近、乳がんを発症しやすい体質が遺伝的に伝わっている場合、『BRCA1』『BRCA2』という遺伝子が関係しているとわかってきました。その遺伝子に変化が起こっている場合、▽閉経前に乳がんを発症することがある、▽両方の乳房にがんを発症することがある（「両側性乳がん」という）、▽卵巣がんを発症することもある、▽ふつうより、男性の乳がんを発症する頻度が高い、などがわかっています。発症する確率は、統計にもよりますが50～70％程度です」

——どのくらいの確率で娘に遺伝しますか。

「この遺伝子の変化は、親から子どもに2分の1の確率で伝わります。この遺伝子変化は男性にも同じ確率で伝わりますが、その場合の乳がん発症のリスクは女性ほど高いものではありません。でも、男性はその遺伝子の変化を次の世代に2分の1の確率で伝えます。そうやって、代々、家族や親戚にそれが伝わっていくので、ご家族の中で乳がんの患者さんが複数いらっしゃるということになるのです」

——娘に遺伝子検査を受けさせたほうがいいですか。

「遺伝子検査をする場合は、まず、すでに乳がんを発症しているA子さん自身に遺伝子変化があるかどうか調べます。陽性だった場合は、次にお嬢様にそれが伝わっているか確認します。先にA子さんの遺伝子変化の有無を調べるのは、遺伝性乳がんを疑うケースでも、ときどき、BRCA1やBRCA2の変化が見つからないことがあるからです。そうした場合は未知の遺伝子が関与していることになりますので、お嬢様が先にBRCA遺伝子の検査を受けても意味がないわけです」

——遺伝子検査を受けたとき、娘にはどんな影響がありますか。

「この検査結果によって、子孫に遺伝する可能性のある遺伝子変化を持っていると知ることは、多くの人にとってショックなできごとです。まだ乳がんになっていなかったり、必ず発症するわけではなかったりしても、今後の結婚や出産などの人生設計に影響することもあるでしょう。自分はいつ乳がんになるのだろうかと、日々不安を抱えて過ごすかもしれない。つまり、A子さんもお嬢様も遺伝子検査を受ける前には、できるだけ心の準備をしていただきたいのです。そして、おふたりや他のご家族にとってこの遺伝子検査がどのようなメリットやデメリットをもたらすか、よく考え話し合ってください。私も一緒にお話しさせていただければと思います」

——早く遺伝子検査を受けないと娘は手遅れになりませんか。

「急ぐ必要はありません。遺伝子変化の有無を調べても、結局、乳がん発症のリスクが高いとわかれば、きちんと乳がん検診を受けましょうということになるからです」

A子さんは田村さんとの面談を終えた結果、「娘の将来のためには、自分の遺伝子を調べておくべき」という結論に達し、遺伝子検査を受けることにした。

その後、A子さんは「娘にも同じように話してほしい」と面談に娘を連れてきた。

そのとき、A子さんはこう言った。

「私に遺伝子の変化が見つかったとき、その遺伝について調べるかどうかは娘が決めることだと思います。私が先に調べておけば、今後、娘はいつでも調べられます」

娘は母の言葉を聞きながら涙ぐんでいた。

情報提供が心理サポートになる

遺伝子検査を受けるかどうかは、あくまでも本人が決めなければならない。そのとき、遺伝カウンセラーは医学的知識や情報を提供し、心理的な悩みに対応しながら検査を受けるかどうか決断するまでのプロセスをサポートする。

「『検査を受けない』という選択肢があることもはっきり示します。検査を受けてよかったかどうかは、だれにもわかりません。でも、何も知らずに検査を受けてしまい、あとになってから『こんなこと、知りたくなかった』となることだけは避けられるようにカウンセリングという時間をつくっています」

遺伝カウンセリングでは、相談者が今どんなことで悩んでいるか、何を知りたいと思っているかを的確に把握し、その場で必要な情報をわかりやすく伝えていく。

「人は情報を得ることで、『これは余計な心配だった』『でも、このことは留意したほうがいい』という整理がつくと、それだけでもかなり落ち着くものです。状況が把握できるだけでも、大きな心理支援になります。その後は、多くの方々が自分なりに情報を受け止めて人生の中で何らかの意味づけを探しながら、うまくやっていきます」

A子さんの遺伝子検査の結果が出たとき、娘はどんな決断をしたのだろうか。

＊

A子さんにはBRCA1の遺伝子変化が見つかった。A子さんはハンカチを握り締め、しばらく黙っていたがこう言った。

「覚悟していても、やはりショックですね。それでも、調べてよかったと思います」

数日後、田村さんはA子さんの娘と面談した。彼女は自分の気持ちをこう話した。

「母がせっかく調べてくれたのだから、私も遺伝子検査を受けなくてはとは思ったのですが、その後、怖くなってしまって。やっぱり、調べるのはやめようかなと悩みました。でも、どちらかわからない状況も気分が悪いものですね。家族や友人にも相談しながら、いろいろ考えましたが、リスクがあるとわかるならその上で情報を活かして生きていきたいと思えるようになりました。だから、遺伝子検査を受けたいと思います」

田村さんは、彼女にもたらすメリットやデメリットを二人で整理しながら、検査に対する理解や心の準備を確認した。その後、娘は検査を受け、結果は陽性だった。それを聞いて母のA子さんは思わず泣き崩れた。しかし、娘は母の膝をたたきながら、こう言った。

「これからは、きちんと乳がん検診を受けていくわ。たとえ、がんになっても早めに見つけられる。それはおかあさんのおかげよ」

さらに、娘は「母やおばが乳がんを克服して元気にしているのを知っているから、とても励みになる」とも話した。

その後、母娘は姿を見せなくなった。田村さんは一度だけ、A子さんの娘から「今年も元気に乳がん検診を受けています。母も元気です」という年賀状をもらったそうだ。

「遺伝情報を知ること」の影響とは

A子さん母娘は遺伝子検査の結果を気丈に受け止めたが、いつもそうとは限らない。とくに、家族に〝遺伝性のがん〟という事実をどう伝えればいいか悩む人は多いそうだ。

「たとえば、高齢の母にはどう言えばいいのか、妹は自分とは性格が違うのでどう対応すればいいか、いまは自分の病気で精一杯なので時間を置いてから家族と話したいなど、いろいろなことが起こります。このほか、家族に遺伝子の変化が見つかると、親戚にまでその動揺と不安が走ったり、きょうだいのなかで遺伝している人、していない人が出てくると、遺伝していない人が罪悪感を抱くなど、家族の中の人間関係が複雑になったりすることもあります」

田村さんの経験では、こんな話もあったそうだ。

子どもにがんが発症した。治療が一段落した頃、主治医から「お子さんのがんは遺伝性です。ご両親のどちらかに遺伝子変化の可能性があります」と言われた。両親は驚いて、遺伝子検査を受けることについて何度も話し合いを重ね、ついに、検査を受けてみたら、その結果、2人とも陰性で、子どもの遺伝子の変化は突然変異だったことがわかった。でも、田村さんからは驚くような言葉が続いた。

「この2人は離婚したんです」

大きな困難に直面したとき、お互いの価値観の違いが露呈し、破綻してしまった。

「ときどき、遺伝の病気を持っていると結婚が破談になる、離婚したという話を聞きますが、それだけが原因とは限らないでしょうね。もともと、夫婦の中でお互いに積み重なっていた不満が、それをきっかけに爆発してしまったにすぎないかもしれません。逆に、それをきっかけに二人の絆が強まったという夫婦もいます。この仕事を始めてから、家族や夫婦のあり方は、思っていた以上に千差万別なんだ、とよくわかりました」

遺伝カウンセラーという専門職の必要性

このような遺伝カウンセリングの必要性については、最近、日本でも少しずつ認識されるようになってきた。が、「遺伝カウンセラー」という言葉はまだ耳慣れない。

先進国のアメリカでは、1980年代から遺伝カウンセラーの養成が始まり、すでに2000人以上が臨床現場で活躍している。胎児の出生前診断が医療現場に入ってきたころから盛んになった。それは、①中絶論争がからむようなデリケートな問題に医師が関わるのは難しい、②カウンセリングにはとても時間がかかり、医師が対応していると病院経営上のコストが見合わないという理由からだった。

日本では、2005年から、日本遺伝カウンセリング学会と日本人類遺伝学会が共同で認定制度をスタートさせた。現在、▽全国7ヵ所の大学院の認定遺伝カウンセラー養成専門課程の卒業生、▽前述の卒業生と同等の知識や経験があると認められ、さらに一定の条件を満たす人、には認定遺伝カウンセラーの受験資格がある。2006年までの2年間で10人が誕生したばかりだ。

「日本も経営面から、今後は医師に加えて専門職も多くなるのではないでしょうか。さ

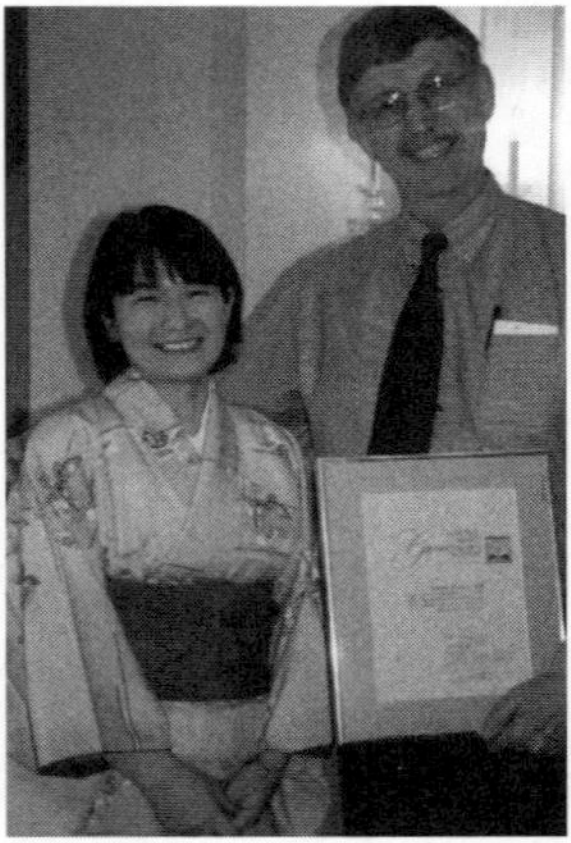

米国立ヒトゲノム研究所所長のF・コリンズさんと卒業記念に

らに、医療機関に遺伝カウンセラーを置くことは病院の医療訴訟対策にもつながるという実例もあったんですよ」

田村さんは、次のような国内の裁判例を取り上げた。

ある夫婦の長男は医師からペリツェウス・メルツバッヘル病という重病の神経性疾患と診断された。この病気になると、重度の運動障害や知的障害を伴うため、生涯、車椅子を使い、日常生活で全面介助を必要とすることが多い。そこで、夫婦は医師に「次の子どもをつくりたいが、大丈夫でしょうか」と質問したところ、それは次子以下が同じ疾患を持って生まれてくることは交通事故のような確率であること、長男の子どもに遺伝する可能性はあっても弟妹にはまずありえない、と答えた。

ところが5年後、夫婦が3人目の子供を生んだところ、生後1ヵ月でその医師が長男と同じ病気と診断したので、夫婦はその医師に対して説明義務違反による慰謝料と三男の介護費用、家屋改造費、車椅子代など1億6400万円を請求した。2005年、東京高等裁判所の判決で、この夫婦は勝訴し被告の医師には慰謝料として弁護士費用を含む4830万円の支払いを命ぜられた。田村さんはこう説明する。

「この裁判では、裁判長が遺伝病という問題について、家族に対してどのように説明すべきか極めて難しいとした上で、『医師の説明が不正確な場合は誤った認識を与え、それは医師の裁量として許されるわけではない』という判断で原告の慰謝料の請求を認めました。この裁判を前例として、今後は病院内で十分説明義務を果たすための役割として遺伝カウンセラーを設置するとよいのではないかと思います」

遺伝カウンセラーに必要な能力とは

田村さんが国内初の遺伝カウンセラーになったきっかけは、1998年、アメリカの遺伝カウンセラー学会に初めて出席したことだった。当時、「がんと遺伝子」に興味を持っていたという。そのとき、この仕事について知り、フルブライト奨学金を利用してジョンズ・ホプキンス大学大学院と米国立ヒトゲノム研究所のジョイントプログラム(遺伝カウンセラー養成修士課程)に留学した。

異国でのまったく新しい分野の勉強は苦難の連続だったという。臨床実習では相談者と英語でカウンセリングしなければならなかった。

「私の英語はつたないものでしたが、お会いした200人近くの患者さんやご家族の方々は、いつも、日本で新しい専門職ができることを応援し、『ここで学んだことは、日本人のために生かしてね』と励まし支えてくれました」

大学院卒業後は、米国の認定カウンセラーの資格を得た。帰国後、仕事を始めてキャリア5年目になる。この仕事の魅力とはどんなことか。

「遺伝カウンセリングでは、最新の医学や科学、遺伝情報のほか、いろいろな知識を要求される上に、相談者のニーズに合わせてそれらを的確に提供しなければなりません。相談者に納得していただけるカウンセリングができたときは、大きな喜びを感じます。また、相談者の方々と話をしていると、人間のいろいろな側面を垣間見ることがあり、その人生のドラマには驚嘆することがとても多いんです」

こんな仕事に向いている人について、田村さんは次のように言う。
①人の話を聞くことが上手な人
②洞察力のある人、本質を見抜く能力がある人、物事を深く考える能力のある人
③多様な価値観とつきあっていける人。カウンセラーは教育者や指導者ではないので助

言しない、価値観を押し付けない

「③については、たとえば、自分や自分の家族の遺伝性疾患の経験を通して、『学んだことを患者や家族に教えてあげたい』という強い動機を持つ人は、お互いが同じ背景を持って対等に助けあう方法（「ピアカウンセリング」と呼ばれる）では高い役割を果たすことができます。が、遺伝カウンセリングで優れた仕事をするためには、かなり苦労するようです。いろいろな価値観に対して客観的で中立的な物の見方が必要になるため、相談者の抱える問題と自分の気持ちや考え方をいかに切り離せるかが課題になるからです」

こんなふうに、毎日、緊張感ある時間を過ごす田村さんの気分転換は、ときどき、地元の合唱団で歌うこと。最近は、約２００人のメンバーと東京芸術劇場（豊島区）でG・F・ヘンデルの『メサイア』をソプラノパートで歌ったそうだ。ふだん、後進の指導をすることが多いので、たまに立場を逆転させて指揮者の怒る声を聞きながら気持ちをひとつに合わせて歌をつくりあげることは新鮮という。

私たちの遺伝子に生まれながら刻まれている情報、それをあらかじめ知りたいか、知りたくないか。科学の発達は、人間の悩みをますます増やしていくようだ。

＊遺伝の相談ができる医療機関を探すには：いでんネット（臨床遺伝医学情報網）のＨＰへ

細胞検査士

より速く、より正確に
悪性細胞を発見する日進月歩の技術

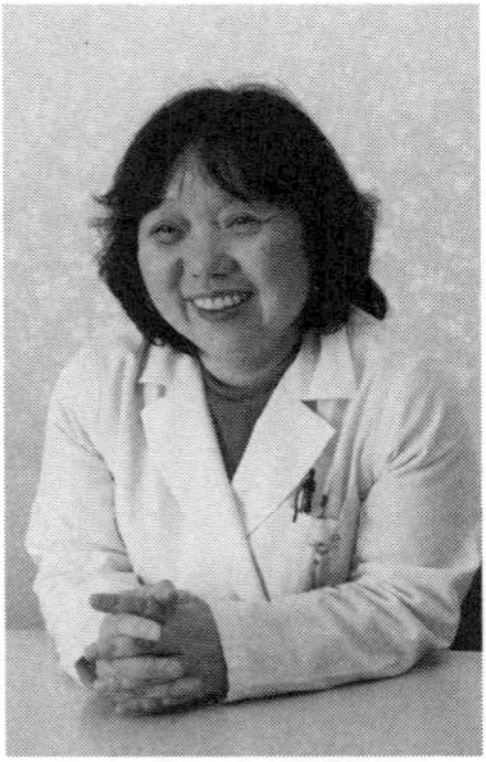

是松元子さん
埼玉社会保険病院病理部副部長

1949年生まれ。山口大学医学部附属臨床検査技師学校（現・山口大学医学部保健学科）卒。同年、同大学附属病院中央臨床検査部入局。75年から、埼玉社会保険病院に勤務。2006年から現職。

あやしい細胞を見分ける

体に腫瘤《しゅりゅう》（しこり）ができたときは、それが良性か悪性か、見分けなければならない。その検査を「細胞診」という。たとえば、子宮頸がんの場合は器具で体の一部をこすったり、肺がんや膀胱がんの場合は体から排泄される痰や尿を採ったり、乳がんや甲状腺がんのように直接しこりに針を刺して細胞を吸い取ったりして得られた細胞（検体という）を顕微鏡で見ながら判定する。進行度や悪性度まで判定できることもある。

悪性細胞とは、どんな形状か。細胞検査士の是松元子《これまつもとこ》さんはこう説明する。

「正常な細胞の形から、どのくらいかけ離れているかで判断します。たとえば、核が大きい、核の形がいびつ、核が立体的、核がふつうより濃く染まっている、細胞が大きい、不規則に並んでいるなどが、悪性細胞の目安となります」

私たちの体に細胞は60兆個あると言われ、ふつうは細胞の核の中に書かれている遺伝子情報によって分裂している。が、遺伝子に傷がつくと、正常な細胞ががん化して、生体の秩序に従わず勝手に増殖し始める。そのきっかけは、遺伝子の変化、紫外線、大気汚染、食品添加物、ストレスなどと言われる。体内では白血球などの免疫細胞ががんを

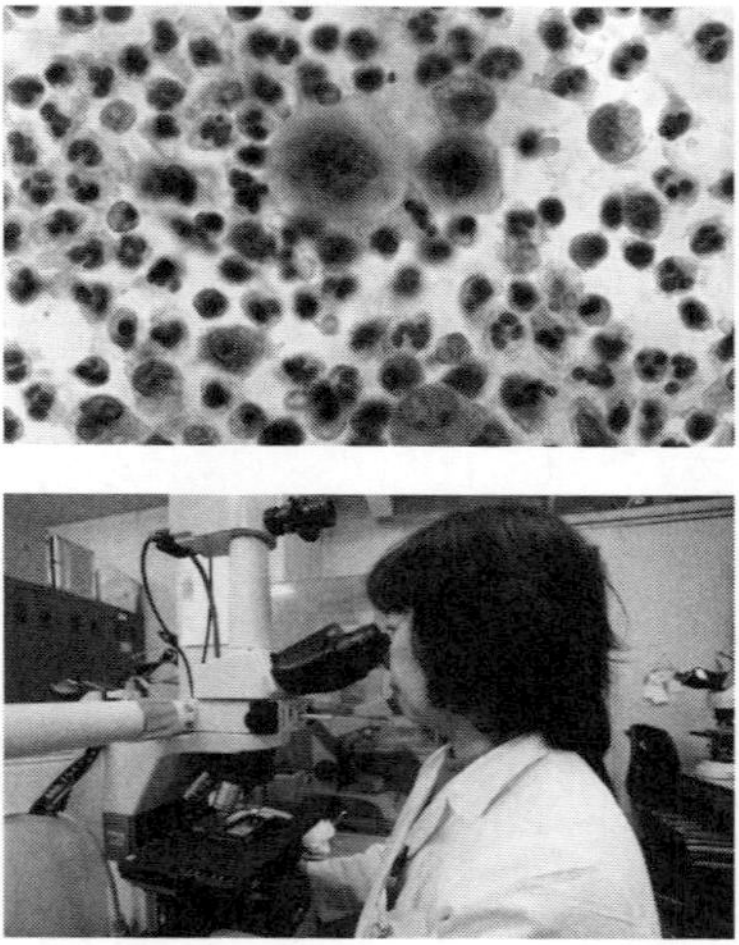

胃がん手術中に腹水から採った細胞。大きく見えるのががん細胞。観察はすばやく慎重に（下）

見つけると異物として攻撃するが、わずかに生き残っていくがん細胞がある。その生き残りは、体内で栄養を摂りながら何年もかかって大きくなり、周囲の組織に入り込んで大きく成長する。このがん細胞を細胞検査士が見つける。

CTやMRIなどの画像検査で良性と診断されても、細胞診の結果でがん細胞が見つかることがある。是松さんはこんな例を紹介してくれた。

*

30代のA子さんは、会社の乳がん検診を受けたところ、触診でしこりがあると言われた。そこで、良性か悪性か調べるために、精密検査を受けるよう勧められた。

大学病院へ行き、問診、視診と触診を受けたところ、確かにしこりはあったが、血液検査、マンモグラフィー（乳房レントゲン撮影）、超音波（エコー）検査の結果からは、腫瘍は良性と診断された。が、1年後も同じ場所にしこりがあった。主治医が念のため、細胞診をしたところ、クラス分類V（＊）で悪性細胞と診断された。主治医の判断は正しかった。早期がんだったため、画像による検査からは判断できなかった。

＊

A子さんの場合はしこりという症状があったが、まったく自覚症状がなくても、細胞診で病気が見つかることは多い。是松さんは言う。

「細胞診では、がんだけでなく、前がん病変（がんになる可能性が高い組織の変化）や再発も見つかります。がんの再発では、以前手術した部分の皮膚が少し膨らみを持つことがあるのですが、それを手で触りながら、『なんだろう』と疑問を持ち続けるより、細胞診ではっきり診断してもらったほうがいいですね。早く治療方針を立てられ、より的確な治療を受けることができます」

＊クラス分類＝異型細胞は5段階（クラスⅠ、Ⅱは良性、Ⅲは良・悪性の判断がつかない、クラスⅣは悪性を強く疑う、Ⅴはがん）で判断する

ひとつの細胞を複数の専門家が判定する

細胞診は病理診断のひとつだ。病理とは、病気の原因を突き止めたり、病変がどのようにできたかを科学的に研究したりすること。細胞診断のほかに組織診断と解剖検査がある。組織診断は病理組織(手術で摘出された臓器や内視鏡で採取された組織切片)の診断、手術中の迅速診断をする。解剖検査は亡くなった方の遺体を解剖して、病気の進行や治療効果、死因などを診断する。

病理部では、ふつう、病理専門医、細胞診専門医、臨床検査技師(細胞検査士を含む)が働く。病理専門医は病理組織を診断する。細胞診専門医は細胞検査技師の判定について、診断を確定する。臨床検査技師は、血液、尿、超音波、心電図、脳波などの検査の判定、病理組織の標本作製、細胞診の判定などをする。細胞検査士は臨床検査技師の中の専門職になる。

細胞検査士はどのように細胞を判定していくのか。

埼玉社会保険病院(さいたま市浦和区)には1日50~60人分、多いときには100人分の検体が運ばれる。細胞検査士は、まず顕微鏡でプレパラートを観察しながら細胞の異型度を識別する。ふつうは、1枚のプレパラートを5分程度で処理するが、場合によっては、1枚を30分以上見続けなければならないこともあるという。

「とくに、肺がん検診の喀痰細胞診はたくさんの良性細胞の中から、ごくわずかな悪性細胞を見つけ出すため難しいですね」

悪性と判定された標本はがんの種類も判断される。がんの悪性度や浸潤度（がんの広がり）がわかることもある。その後、細胞検査士の判定について、細胞診専門医が診断書を書き、主治医に報告する。

「細胞検査士は細胞を四六時中見ていますから、悪性細胞を探す専門家です。一方、細胞診専門医は細胞検査士が出した判定について、医学の知識を含めて総合判断します」

たとえば、細胞検査士が「腺がん細胞（がん細胞の種類の一つ）が見つかりました」と報告する。細胞診専門医は「この場所に腺がんができるかな」という別の視点で見る。

このように、一つの細胞を役割の異なる二人が判定し診断に結びつける。

細胞診では、もちろん100％の正確さを目指している。細胞検査士2人が判定するダブルスクリーニングをとっている病院も多い。が、それでも全体の約数％の検体には良性か悪性か、どうしても判別困難な細胞があるそうだ。是松さんは言う。

「悪人でも、すごく悪そうな顔をしている人と、一見、とても人の良さそうな顔をした悪人がいますよね。細胞も同じです。その善人面した悪人をいかに的確に見分けるかが、私たちの腕の見せどころです」

患者にとって、診断の間違いは人生を左右する。

「この仕事は決してごまかしてはいけない。つまり、わからないものはわからないとしたうえで、疑問点はスタッフ、専門医と納得いくまでディスカッションして判定します」

一番避けるべきことは、がん細胞なのに「異常なし」と診断すること。それをなくすため、顕微鏡を通していくら見ても、良性か悪性か判断がつかない場合は「疑陽性」の判定を出し、今度は体内の組織を採取して顕微鏡で判定する手順を踏む。組織を採取する検査は、体に痛みをもたらすことが多いので、まず細胞で診断することが多い。一方、「がん細胞と診断されたが、切除してみたらがんではなかった」ということもある。

「私も30年間、日々、細胞を見続けていますが、やはりどうしても判定が微妙な細胞というものはあります。100%の診断率を目指していますが、さすがに、そんなときは限界を感じますね。そのため、ほとんどの病院ではリスクマネージメントをしているものです。たとえば、臨床医の画像診断や血液検査の結果と細胞診の判定が異なる場合は、主治医が必ず再検査して、部の総合判断で結果を出すなど、チームワーク体制で臨みます」

是松さんでも、かつて細胞検査士になったばかりのころは、たびたび先輩や臨床医から判断の間違いを指摘された。

「初心者だったころの経験は、いまでも忘れませんね。どんな間違いだったか、そのときの細胞を絵で書くこともできます。患部を切除した医師には『がんがありましたよ』と言われましたが、正常細胞に近い形のものだったので、当時はどうしてもそれががん細胞に見えなかったのです」

こんなに長く仕事を続けることができたのは、そういう経験があったからという。

「自分は何度見ても、良性か悪性か判断できない。でも、先輩はこともなげに『それはがん細胞ですよ』と言う。見える人には見えてくるんだとわかったときから、どんどん勉強するようになりました」

日進月歩の医療の世界で働くには、ベテランになっても専門的な勉強会には出席しなくてはならない。是松さんも、毎月1～2回、学会やセミナーで指導したり勉強したりしているという。細胞検査士の資格は4年ごとに更新もしなければならない。

「新しい形の細胞が出てくることはありませんが、医学の進歩によって診断基準は変わっていきます。また、検査の精度が上がってきて、昔はなかなか判別できなかったことが、今は当たり前のようにわかるようになりました。常に情報を新しくしていかなければ仕事にならないわけです」

緊張する術中迅速診断

このほか、細胞検査士は「術中迅速診断」も担当する。これは手術中、採取した組織片（組織診）や切除した病巣の断端の細胞（細胞診）を良性か悪性か、すぐに診断すること。さらに、がんができた臓器を取り除いたあと、腹膜播種という腹腔への転移を確認するために腹腔を生理食塩水で洗ってその水（「洗浄腹水」という）を顕微鏡で観察することもある。埼玉社会保険病院では、手術中、メッセンジャーが検体を病理部に届けて、細胞診専門医と細胞検査士が10分程度で判断し、手術室に電話で結果を伝える。

「術中迅速細胞診は、がんの広がりや転移を確認することが目的で、その結果によってその場で切除範囲や手術方法が変更されることもあります。それほど重要で、スピーディな診断を求められるため数人がかりで30分以上かけて臨むにもかかわらず、この検査は診療報酬に加算されていないのです」

それはつまり、病院にとっては、サービスのひとつという位置づけを意味する。洗浄腹水を顕微鏡で観察する作業は、あまりにも手間がかかるため、最近では実施していない施設もあると聞く。ただし術中迅速診断のなかでも組織診は診療報酬に加算されている。組織診ではがんの進行度を調べる。一方、細胞診はがん細胞の有無を調べるのだから、細胞診にも同じように診療報酬を加算して人員を確保し、検査の精度をより100％に近づける環境を整えてほしいという声は多い。

細胞を見ながらわかること、考えること

細胞診のプレパラートからは、がん細胞の有無以外にも、患者の体の状態についていろいろわかるという。

「たとえば子宮頸部の細胞の場合は、生理直後、排卵日などの生理周期によって細胞も微妙に形が変わります。肺がんの喀痰細胞の場合、喘息の人は白血球の一種の好酸球《こうさんきゅう》が増えていたり、ヘビースモーカーは少し細胞が変形していたりすることが多いです」

また、是松さんの勤務する病院では、近年、乳がん、子宮頸がん、膀胱がんが多く見

つかるそうだ。とくに、子宮頸がんの若年化は顕著だという。

「新しい患者さんの細胞が悪性だとわかったときは、『見つけられてよかった』という安堵と仕事のやりがいを感じます。早く治療すれば治る可能性が高いからです。私たちは医師や看護師のように、患者さんと直接向き合う仕事ではありませんが、いつもプレパラートの後ろに患者さんがいると思えと言われています。患者さんから、〝非常に大切なものを預かっている〟という気持ちで顕微鏡を見ているんですよ」

毎日、がん細胞を拾い上げている是松さんは、「がんという病気は決して特別ではない。人ごとではない」と思っているそうだ。

この仕事に就いて10年目のとき、ある会報誌で「10年後を予測してください」という質問を受けて、是松さんはいろいろ想像したことがあった。「もしかしたら、がんという病気になる人は減るかもしれない。もしかしたら、細胞検査士という仕事はなくなるかもしれない」とも考えたという。

「でも、実際の10年後は、がんの罹患者が増えていました。発がん物質が多くなったからでしょう。さらに、昔からわかっていることでも、数十年経たないと世論にならないということもたくさんあります。たとえば、アスベストが悪性中皮腫《ちゅうひしゅ》などの原因になることは30年前から発表されていましたが、近年ようやくそれが私たちの生活から排除されるようになった。子宮頸がんの原因となるヒトパピローマウイルスも20年以上前から、がんとの関連は明らかになっていましたが、いまでも増え続けているんですよね。こう考えると、発がん物質をできるだけなくす環境づくりの必要性を痛感します」

一方、病院に勤務している間に、がんの検査法も治療法も生存率も驚くほど変化してきたことを実感している。是松さんが勤め始めたばかりの頃は、白血病で亡くなっていく患者が多かった。が、いまでは、俳優の渡辺謙さんのように急性骨髄性白血病を克服して、アカデミー賞候補になるような仕事をしている人もいる。

「もし、自分ががんになったとしても、『たまたま、がんになったけれど、絶対にあきらめない。時代は変わる』と強く信じています。治療を受けることは大変だと思いますが、私は自分の人生を大切にしたいのでチャレンジを続けたいですね」

毎日、がん細胞と向き合っているので相手の姿形は知り尽くしている。もし、がん細胞から挑戦状を受け取る日が来ても、冷静に闘うための心の準備はできているそうだ。

40代、50代の転職組も少なくない

細胞検査士の認定試験の受験資格は臨床検査技師の国家資格取得後、病院や養成コースで細胞診の実務を一年以上経験すると得られる。大学の専門コースや、専門学校に通えば、実務経験なしでも認定試験を受けられる。試験は1次、2次とあり、合格率は約25%とハードルは高い。病理組織の基礎知識、医学知識、臨床医学、細胞学、染色方法などを学ぶ。現在、細胞検査士会によると、全国に約6000人の細胞検査士がいる。

是松さんは、学生時代、初めて顕微鏡を通して細胞を見たときとても興味を持ち、この世界に進んだ。そのような新卒のほか、社会人になってからこの仕事に転職してくる人もいる。とくに、病院の他の検査（血液検査、尿や便検査など）を扱う臨床検査技師は多い。学生時代に臨床検査技師の資格を取得しておき、40代、50代になってから、細胞検査士の認定試験にチャレンジする人もいるそうだ。

どんな人がこの仕事に向いているか聞いたところ、①好奇心旺盛な人、②形を覚えるのが得意な人、③向上心のある人、の3つの答えが返ってきた。

「たとえば、街を歩いているときに大道芸人がパフォーマンスしているのを見かけたら、私の周りの細胞検査士はみんなそれを見に行くタイプですね。無数の細胞の中から

悪性細胞を見つけるのですから、飽くなき好奇心が必要なんでしょう」

また、細胞を見分けるときの基本形は「丸い形で核が見える」だが、バリエーションが多い。何度もプレパラートと向き合い、判定を間違えるたびに指導者に指摘されながら、じっくり覚えていかなければならない。経験が仕事の質を高めるので、若い人は長く続けてほしいという。

病院では緊張した日々を送っているので、週末の是松さんは郊外に車で出かけて釣りをしたり、窯元《かまもと》に陶器を買いに行ったりしながら、のんびりと神経を休めている。

細胞診は医師が確定診断や治療方法を決めるための重要なデータにもかかわらず、細胞検査士は昔から「縁の下の力持ち」と言われてきた。が、細胞検査士会ではこの仕事ができて40年になることを機会に、「顔の見える」細胞検査士や仕事をアピールして、細胞診の認知度をさらに高めようとしている。

「日本は、たとえば平成16年度の子宮がんの検診受診率が13・6％（厚生労働省調べ）で、検査を受けに行く人が非常に少ないことがわかっています。欧米のように、細胞診を自分の健康管理の一つと考えてほしい」

と是松さんは話している。

放射線技師

世界初「三次元照射装置」で
放射線はがん治療の主役へ

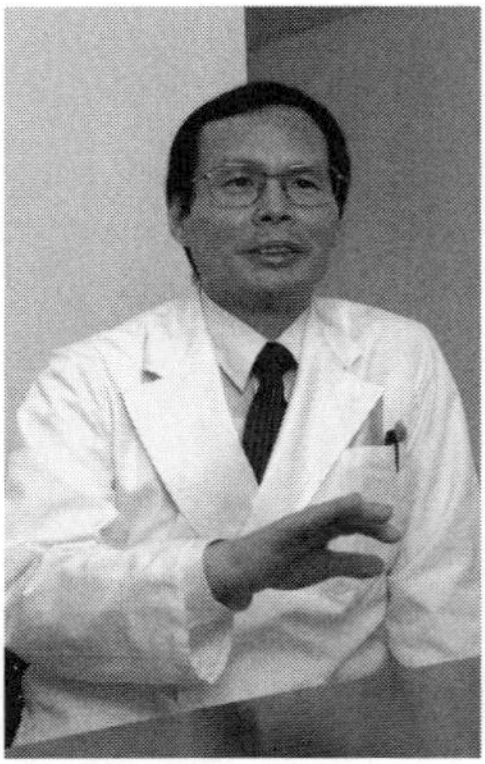

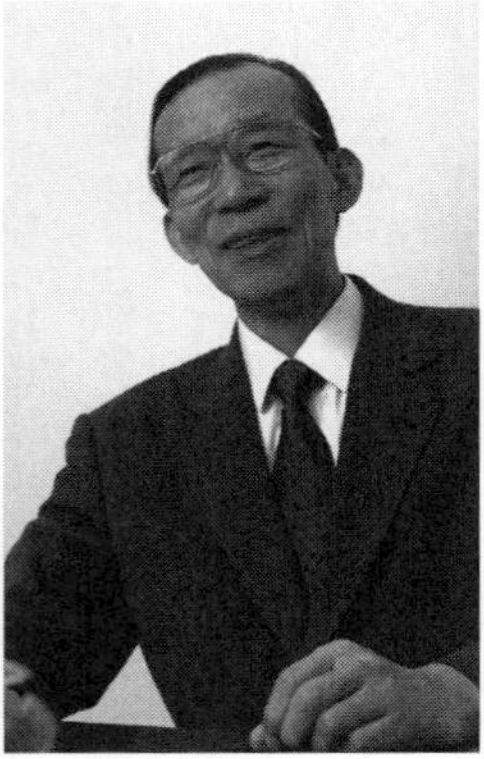

塩田晃さん
防衛医科大学校病院放射線部技師長

1954年生まれ。駒澤短期大学放射線科卒。朝日生命成人病研究所を経て防衛医科大学校病院に勤務。2005年から現職。

福井利治さん
UASオンコロジーセンター放射線治療室顧問

1943年生まれ。62年陸上自衛隊入隊。71年自衛隊中央病院診療エックス線技師養成所卒。自衛隊中央病院、防衛医科大学校病院（放射線部技師長）を経て、2006年から現職。

放射線療法に三次元照射が登場

近年、「放射線療法」が大きく変化した。

放射線療法とは、電子線やX線、ガンマ線などをがんに照射して細胞のDNA合成に障害を与えて、がん細胞の増殖を抑えたり死滅させたりする。おもに、がんが局所（限られた狭い範囲）にとどまる場合に向いている。

これまで日本のがん治療では、「がんは根こそぎ切除する」という考え方が主流で、外科手術が優先されてきた。放射線療法は2番目の治療として、▽手術ができないとき、▽再発・転移したとき、▽体に対する負担が少ないので全身状態がよくない末期がんの症状緩和のとき、に用いられていた。が、本当は放射線療法も、がんの種類によっては手術と同じように根治を目指すための初期治療として効果がある。さらに、臓器の形態や機能を温存できたり、患者がベッドに寝たまま楽に治療を受けられたりするよさを持ち合わせているが、それはあまりよく知られていなかった。

90年代に入って、①画像診断の技術の向上（CT、MRIで5ミリ程度の初期のがんを発見できる、PET〈陽電子放射線断層撮影法〉では全身のがんを見つけられるようになった）、②放射

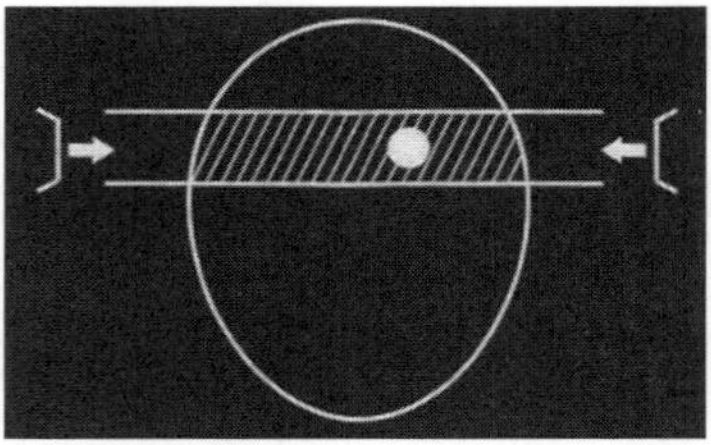

二次元照射の概念図。白い丸が腫瘍で、左右から照射すると斜線の部分に放射線が作用する

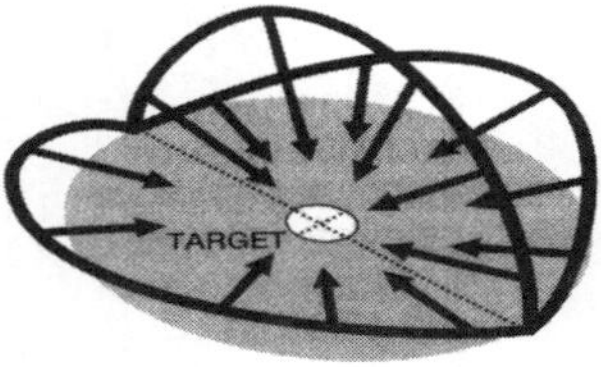

三次元照射の概念図。TARGETと書かれた白い丸が腫瘍。立体的にどこからでも照射できる
(出典：『明るいがん治療』(植松稔著・三省堂)

線の治療精度の向上（これまでは、ふつう誤差が5ミリ以上あった。近年、医師や技師のスキルがあれば誤差1ミリ以下で照射できる）、③コンピュータ技術の進歩（放射線治療計画装置や照射装置が大きく発展した）で病巣部位が正確に把握でき、いろいろな照射方法が開発されるようになった。きっかけは、「平面的な二次元照射」に「高さのある三次元照射」が加わったことだ。

二次元照射では、体のおなかや背中から、あるいは右わきや左わきから、つまり照射装置と標的が平面上になるような形で広い範囲に低線量の放射線を当てる。が、この方法ではがんだけでなく正常な細胞組織にも放射線が当たるので、治療中やその後、吐き気、体のだるさ、食欲不振、下痢、脱毛、皮膚炎、骨髄抑制などの副作用が起こる。

ところが、三次元照射の場合、放射線を多方向からがん病巣だけに集中させるので、病巣の深部まで高い線量で照射できる。これなら、正常な細胞に対するダメージを最小限にとどめられ副作用も抑えられる。この方法は医学用語では「定位放射線照射」と名前がついているが、そのしくみから「三次元ピンポイント照射」とも呼ばれている（前頁三次元照射、三次元照射の図参照）。

三次元照射は、良性・悪性の脳腫瘍の治療法の一つ「ガンマナイフ」が広く普及したことから始まった。かつて、脳腫瘍では開頭手術をしていたが、痛み、術後の合併症、感染症、麻酔のリスクがともなうだけでなく、入院期間も長かった。が、スウェーデンの脳外科医がヘルメット状の「ガンマナイフ」という装置を考案し、まるで虫眼鏡を通して光を1点に集めるように、がんだけに高線量のガンマ線を照射した。この治療法は副作用が出にくく、入院期間も短くなり、すぐに脳腫瘍治療の主流になった。国内では1990年代に導入され、1996年からは保険診療の適用にもなっている。

だが、ガンマナイフ装置は高額だったので、新たに購入するのではなく、どこの医療施設にも設置されているリニアックと呼ばれるX線照射装置を用いて、三次元照射する方法が盛んに研究されるようになった。

世界初の装置ができるまで

90年代前半、防衛医科大学校病院（埼玉県所沢市）放射線部でも、いち早くリニアックを用いた三次元照射を始めることになった。

とくにこの病院では脳腫瘍だけでなく、体幹部の臓器にも三次元照射を応用できないか、当時、放射線治療をしていた植松稔《うえまつみのる》医師（現在は鹿児島県のＵＡＳオンコロジーセンター長）、主任技師だった放射線技師の福井利治《ふくいとしはる》さん、現在も勤務する塩田晃《しおだあきら》さんらが研究を重ね、ついに新しい照射方法とそのための装置をつくった。そのポイントは「いかに正確な照射ができるか」だった。世界初の装置完成までの経緯を紹介しよう。

当時、ほとんどの放射線治療室は、照射位置を決める装置（シミュレーターの役割をするＸ線透視装置）とリニアックという名前の照射装置が別々の部屋に置いてあった。ふつう、放射線治療では、シミュレーター上で照射時とまったく同じ方向から、ほんのわずかな放射線を当ててがん病巣の正確な位置を確認し、患者の皮膚にマジックなどで印をつけて照射時はそれに合わせる。が、この病院の放射線部では、二次元照射の頃から、Ｘ線透視装置とリニアックが同じ部屋に設置されていた。福井さんは言う。

「シミュレーターが別室にある場合、透視して照射位置を決めて患者さんの皮膚にマジックで印を付けても、皮膚のたるみやベッドに寝るときの動きで必ず誤差が出ます。そこで、2つの装置を1つのベッドでつないで、シミュレーターで透視した通りに照射できるよう設計していたのです」

この方法では、患者の体に直接、照射位置をマジックなどで書き込む必要がない。肺がん、肝がん、乳がんの場合、薄手の生地の服であれば、着衣のまま服の上に印としてテープを貼って照射することができた。

三次元照射でも、患者が部屋を移動すると正しい位置に照射することが難しくなる。そんな誤差をなくすため、たとえばガンマナイフ治療では、局所麻酔下でボルトによって金属フレームを頭蓋骨に装着して治療するという方法が取られていた。だが、植松さんは、1990年、ハーバード大学留学中にそんな患者の様子を見て、「まるで、鎖でつながれた囚人のようだ」と思ったという。

植松さんは、福井さんと塩田さんに「金属フレームなしで正確に照射する方法はないか」という相談をもちかけた。

前述したようにX線透視装置とリニアックが同じ部屋にあった。植松さんはさらに、その部屋にCTの設置を提案した。CTでは放射線を当てる向きや面積を細かく計算できるので、がん周囲の正常な細胞組織に対する照射を避けられる。しかも、何日かに分けて照射することもできる。

植松さんは、肺がんでは脳転移がよく起こりがちなことにも注目していた。

「脳の転移に治療効果があるなら、その最初にがんができた臓器、つまり原発病巣の肺がんも治療できるのではないか」

肺は呼吸するたびに動くので、がん病巣を照射するときはそれも計算に入れなければならない。そのためには誤差を最大5ミリ以内に抑えたい。植松さんはこう考えた。

「あらかじめ肺の動きをCTの長時間スキャンによる撮影で取り込んでおき、照射時にその画像を見ながらがんの位置を判断すれば、照射のずれを心配しなくてすみます」

この画期的な発想をなんとか実現させようと、植松さん、福井さん、塩田さん、放射線機器メーカーの東芝メディカルシステムズは何度も話し合いを重ねた。

こうして、1994年、X線透視装置、CT、リニアックの3つの装置を1つのベッドで結びつけて一体化させた三次元照射装置ができた。患者が寝たまま動くことなくベッドを回転させて、X線とCTでがんの位置を正確に確認し（次頁図参照）、ベッドを逆

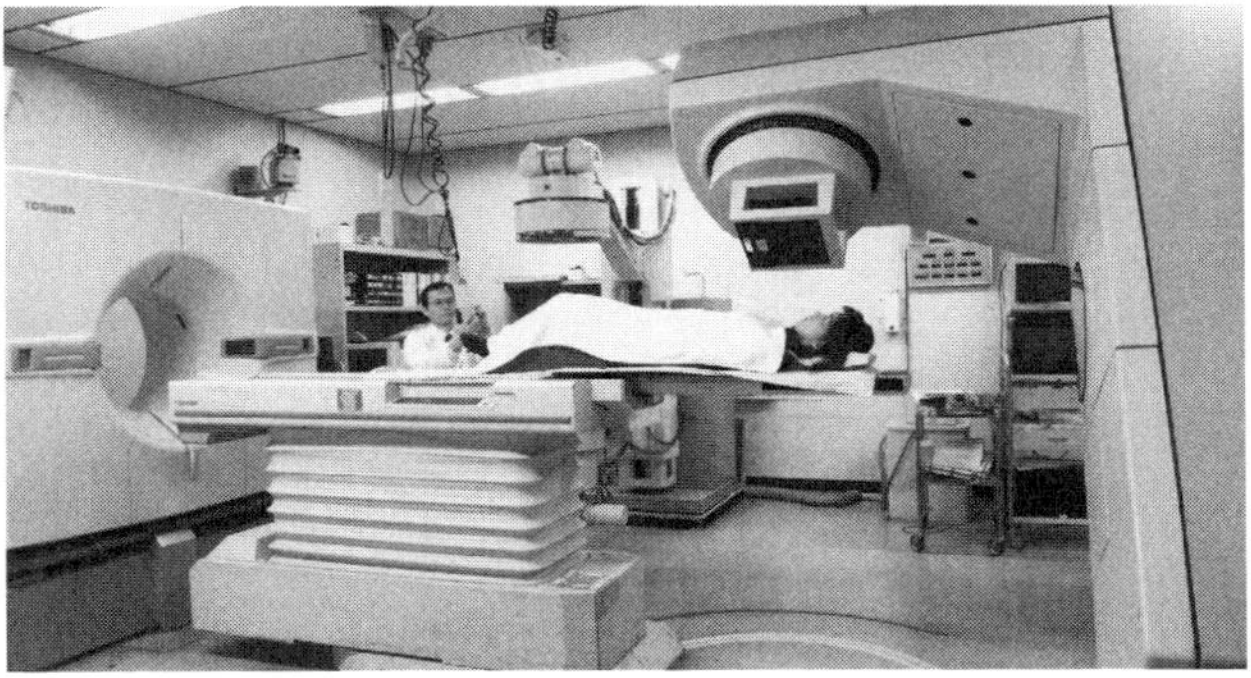

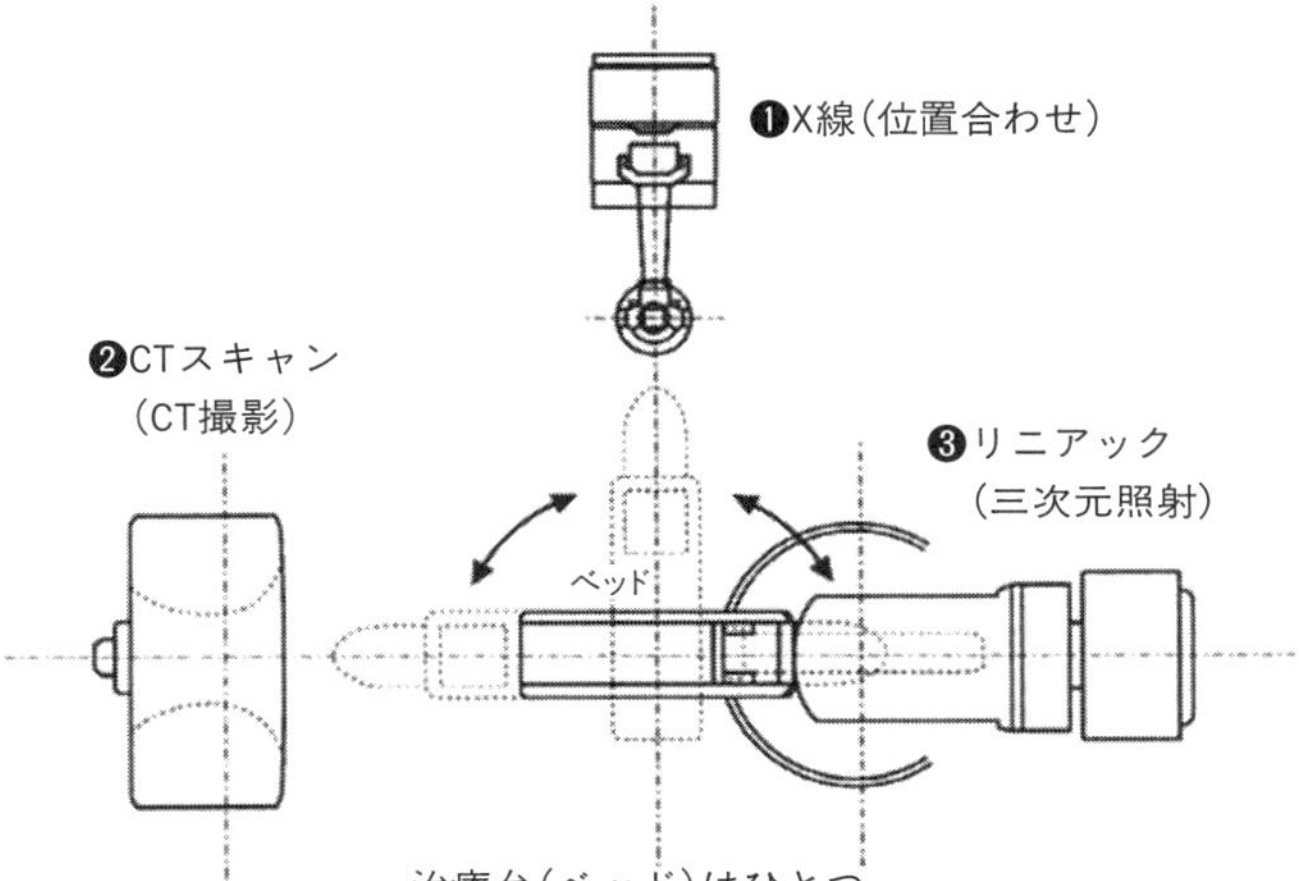

防衛医科大学校病院のフォーカル・ユニット。写真左のＣＴ、中央奥のＸ線透視装置、右のリニアックを、中央手前のベッド１台がつなぐ。患者は移動せずにすみ、誤差も少ない
(下段図出典：『明るいがん治療』(植松稔著・三省堂)

向きに回転させることで、リニアックによる照射も受けられる。さらに、リニアックとベッドのそれぞれの回転角度を組み合わせることで、多方向から照射できる。これは「フォーカル・ユニット」と名付けられた。

治療の精度をより高めるため、塩田さんのアイデアで照射時のマーキングとして鉄の小さい粒を患者の体に貼るという工夫もされた。CTの画像と鉄の粒がピッタリ重なったら、ベッドをリニアックの下に動かして治療に入る。

「フォーカル・ユニットでは、毎回、照射前にCTでがんの位置を確認するため、前日と同じ条件下で翌日も照射できます。放射線による治療は1回で終わらせる『1回照射』より、何日かに分ける『分割照射』のほうが高い線量をかけることができることから、治療成績も高くなりました」(植松さん)

02年、フォーカル・ユニットは、全米トップクラスのがん専門病院・MDアンダーソンがんセンターでも設置された。07年現在、国内でも30施設以上で導入されている。

三次元照射の実力

このように、フォーカル・ユニットの特徴をうまく利用して、防衛医科大学校病院では肺がんの三次元照射を世界で初めて実現した。その後、ほかの臓器のがんにも応用し、次々と好成績をあげた。たとえば肺がん、肝がん（この2つは健康保険の適用）、乳がん、悪性リンパ腫、咽頭がん、前立腺がん、腎臓がん、膀胱がんなどのほか、ガンマナイフが不可とされた部位の脳腫瘍や脳転移を治療できる場合もある。ただし食道がん、直腸がんは臓器が管になっていて、三次元照射をすると穿孔《せんこう》（孔があいてしまう）の可能性があるため適応外になる。植松さんは次のような治療例を紹介した。

*

50代の女性A子さんは、ある日、検診で肺がんの疑いを指摘された。確定診断のための気管支鏡検査を受けたところ、右肺の中心部に大きさ3センチのがんが見つかった。病期はI期でリンパ節転移や遠隔転移はなかった。呼吸器科の主治医はがんの告知をしたあと、「転移がないのですぐ切除しましょう」と言った。

肺の切除は開胸手術となる。背中から脇に向かって皮膚を切開し、肋骨を数本切ったり、ときには押し広げたりして肺を取り出す。術後は半年から1年は痛みが出ることが多い。A子さんはそれを聞いて、手術以外の治療法はないか探してみたいと思った。

「セカンドオピニオンを取りたいので、少し時間をください」

その日は、CTなどの画像のコピーをもらって、そのまま帰宅した。数日後、インターネットで「早期肺がんに放射線治療が有効」という記事を読み、A子さんは「これだわ！」とすぐに、当時防衛医科大学校病院に勤務していた植松さんの診察を受けた。画像を見てもらったら、植松さんから「治療できます」と言われたので、A子さんは放射線治療を希望した。

3週間後から治療を受けることになった。治療時間は照射部位を決めるために約15分、照射時間も15分程度だった。同じ照射を5日間受けた。

「治療中はベッドに横になっているだけで、痛みもつらさもありませんでした。照射部位には2ヵ月程度、日焼けのような赤みとかゆみがありましたが、生活には影響なく治療後もごくふつうの生活を続けています」

6ヵ月後のCT検査で画像上のがんはほぼ消失し、副作用の線維化を残すのみになった。つまり、体にメスを入れずにがんを取り除くことができた。

A子さんはその後も4ヵ月に1度検査を受けている。

＊

植松さんによれば、防衛医科大学校病院勤務時代（1994～2002年末）の非小細胞肺がん（Ⅰ期・転移なし）患者１００人（手術可能と診断された51人、手術不可と診断された49人）の三次元照射による治療成績（肺がん以外の死亡原因を除く）は5年生存率72％、とくに、手術を受けることができたが放射線治療を選んだ人の5年生存率は78％であるという。長期経過観察例では、今年12年目の人がいる。

「手術を受けた人と直接比べた臨床試験はないですが、手術後の5年生存率は70％前後（国立がんセンター中央病院のデータ）と言われているので、三次元照射の成績は手術と同じかそれ以上といえます」（植松さん）

治療中、副作用はほぼない。治療終了後、数ヵ月～数年経ってから肺の線維化や細い気管支の閉塞がしばしば起こるが、植松さんは「とくに治療の必要はない」という。肺の線維化とは、多量の放射線を受けると組織内の細胞は死滅するが、全体の枠組みをつくる線維細胞は残り、それが網の目のように線維成分をはりめぐらすこと。ただし１０0人に1人程度、照射部位からの出血や放射線肺炎による死亡の可能性があるそうだ。

01年からは、世界でもっとも信頼されているがんのテキストブック（Cancer Principles & Practice of Oncology [6th Edition]）にも肺がん治療の一つとして、三次元照射が紹介されるようになった。

また、2002年からは、植松さんの発案で「四次元照射」にも取り組んでいる。四次元照射とは、三次元照射に動きを加えたもの。これまでの照射では、呼吸を止めてもらったり、浅く呼吸してもらったりしながらある範囲にがんが来たときに放射線をかけるなど工夫していたが、それでも患者が深い呼吸をした場合、最大6センチも照射位置が動いてしまう。そこで、呼吸に合わせてチェイサーががん病巣を追っていき、常に照射範囲の中心にがんを捉えるというしくみの装置を開発した。

「いわば、飛んでいる鳥を望遠鏡で見ている場面を想像したときに、鳥がどのような飛び方をしても常に望遠鏡の視野の中央にくるようにするというイメージです。戦闘機のレーダーが、常に標的を中心に狙っていることと同じですね」(福井さん)

その結果、より治療精度が高くなり、さらに治療時間も4分の1〜5分の1程度まで短くなったそうだ。患者も楽に治療を受けられる。

現在、植松さんと福井さんは鹿児島県・UASオンコロジーセンターで四次元照射の治療をしている。「どうしても手術はイヤ」という患者がインターネットや雑誌記事などで三次元照射や四次元照射の情報を集めて、鹿児島に来るそうだ。ただし、四次元照射には健康保険は適用されない。

がん治療における放射線技師とは

ところで、放射線治療医と放射線技師は、どのように役割が分担されているのか。

〈放射線治療医〉患者の病状に合わせて、どんな種類の放射線をどの範囲で、どのように当てるかについて放射線治療の計画を立てる。患者に治療計画とその効果についてインフォームドコンセントを取った後、最終的に治療の方向性を決定づける。治療後は経過観察をする。

〈放射線技師〉治療現場で医師の指示通り、安全に正確に照射できるよう遂行する。照射中の患者の容態にも気を配る。

とくに、放射線技師がもっとも時間を費やし神経をとがらせるのは、照射前に装置が正確に動くかチェックしていく作業だという。放射線のエネルギー量は正しいか、照射位置のずれは起こらないかなど、細かい事柄をひとつひとつ入念に確認する。治療の成功不成功は、装置の管理にかかってくるからだ。

「もし、放射線を照射した位置とがんの場所が0・5〜1ミリずれていたことで、治療後、がんの細胞増殖が確認されたら、それは治療の失敗です。絶対に許されません。こ

のため、機械が正しく動いているか信用できるまで、何回も入念に精度測定を繰り返します」（福井さん）

たとえば、放射線のエネルギー量測定では、コンピュータにデータを打ち込んだ後、人間の代わりに模擬人体（人体と放射線の吸収・散乱が等しい物質でつくられている模型。ファントムと呼ばれる）をベッドに置き、照射実験を繰り返す。人体は臓器によって密度が異なるため、患部に合わせてエネルギーの通り具合を計算しなければならない。技師としての知識が必要な場面である。患者の体の中で、放射線量がどのように分布しているかを把握していくことも重要だ。治療計画装置で分布計算するとともに、模擬人体を使って照射実験を繰り返し、より正確な把握に努める。

さらに、治療中は機械を動かしながら、常に患者の容態に細心の注意を払う。技師はどんなことに配慮しているのか。

「最近は患者さんが自ら情報を集め、治療に対して積極的に参加される方が多くなりました。とはいえ、やはり、がんになったことに対する不安や恐怖などを持っている方は多いですね。そんなときは、がんは治る可能性のある病気なので、改善を期待して治療を続けるよう多くの情報を繰り返し伝えて、精神面をケアできるよう留意しています。

また、患者さんがもっとも気になる放射線治療の副作用について、いまでも間違った情報が多いため、『この治療では、どのような障害の可能性があるか』など具体的に説明して、患者さんの不安を取り去るように努めています」（塩田さん）

放射線技師とはどんな人か

放射線技師には、がん治療を専門にする担当のほか、次のような仕事もある。

▽診断担当＝一般撮影（X線撮影）、CT・MRI、血管造影などの検査をする。

▽核医学担当＝RI（ラジオアイソトープ、放射性同位元素のこと）検査などを担当する。RIを飲んだり静脈注射したりして体内から体外に放射線を放出することで、甲状腺、肝臓、骨、心筋などの腫瘍の形態や機能を調べる。

福井さんは放射線技師歴33年、塩田さんは31年のベテランで、2人ともおもに治療部門を長く担当してきた。福井さんは当初、自衛官として入隊し、戦車に搭載する無線機の通信の仕事をしていたが、放射線技師に向いていると言われ放射線技師養成所に入ったそうだ。塩田さんは高校生の頃、放射線技師について書かれた雑誌を読んで興味を持ち、進学先に選んだ。

近年、放射線療法ががん治療の主力になりうるまで進歩してきたことに、福井さんも塩田さんも大きな喜びを感じているという。

「技師の仕事のやりがいは、たとえば診断担当の場合、技師の能力や努力が病気の発見に大きく影響したり反映したりすることです。治療担当の場合も、同じように努力次第で副作用を少しでも抑えられるようになる。最大の喜びは、放射線治療でがんが治ったと聞くことですね」（塩田さん）

放射線技師という仕事に向くのはどんな人か、という質問に2人はこう答える。

「治療に失敗は許されないので、ひとつひとつ自分が納得しないと前へ進めないような人なら仕事を任せることができますね」（福井さん）

「いまは、検査機器や照射装置が大きく進歩して、医療技術的には医師のどんな要求にも応えられるようになりました。CT専門技師、MRI専門技師などもいるほどです。チーム医療として、技師がカンファレンスに出席してアドバイスを求められることもあるので、機械の知識だけでなく、病気の知識、画像の読影や診断の知識など、臨床現場で多くのことを学べるように向上心を持っている人が必要です」（塩田さん）

そんな2人は、小さい頃から物づくりや機械に対する好奇心や興味があったという。

たとえば、塩田さんは小学低学年のころから、ノコギリやカンナ、ノミなどの大工道具を一通り揃えて使っていたそうだ。さらに、パソコンがマイコンと呼ばれていたころから興味があり遊んでいたことから、現代の電子化、ネットワーク化された医療機器に対しても、それほど抵抗なく知識が生かせているという。福井さんもふだんから家で壊れた家電製品を修理するのが好きだという。

最後に、放射線技師はがんという病気をどう思っているか聞いてみた。

「私の両親や友人にもがんの罹患者が多く、いずれは自分自身もなるかもしれないと身近に感じています。年を経れば多くの人がつき合っていくことになりますが、なかなか、やっかいな病気だと思います」（塩田さん）

「私は自分ががんになったら、臓器の機能が温存できる放射線で治療を受けたいですね。手術で体を切除されることには不安や拒否反応があります。ただし治療をお願いするにあたっては、治療医、技師、システムのレベルの高さが重要です」（福井さん）

こんなふうに、医師や技師が患者の心や体に思いをめぐらせながら、高い技量と新しいアイデア、細かい配慮があいまって放射線治療は発展している。

臨床試験コーディネーター

「科学性と倫理性は車の両輪」
新薬治験のナビゲーター

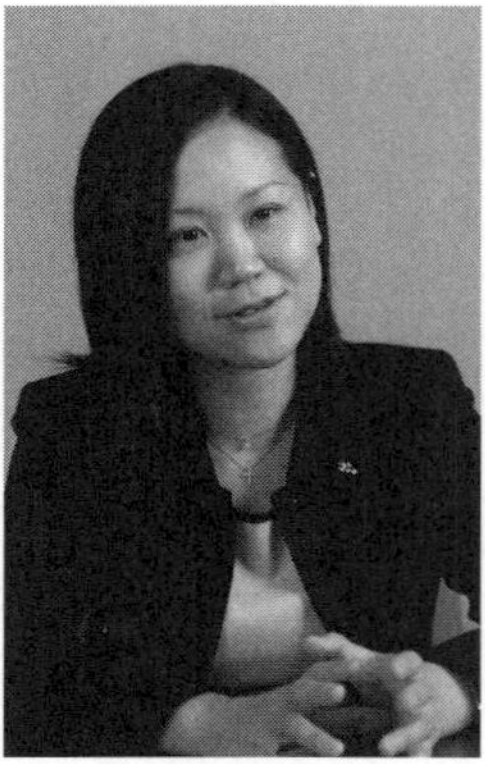

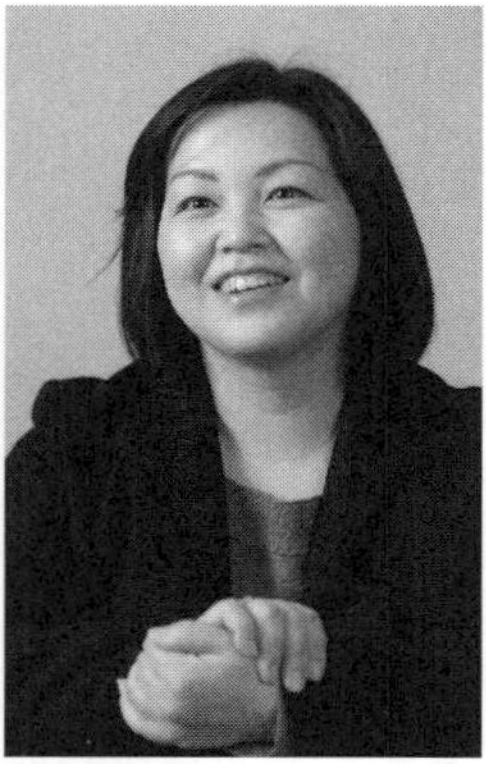

齋藤裕子さん
静岡県立静岡がんセンター
臨床試験支援室

1972年生まれ。東京大学大学院医学系研究科（健康科学・看護学専攻）修士課程修了。東京大学医学部附属病院看護部に勤務後、国立がんセンター中央病院治験管理室を経て、2003年から現職。

佐藤弥生さん
静岡県立静岡がんセンター
臨床試験支援室

1966年生まれ。東名古屋病院附属看護学校卒。国立名古屋病院で看護師として12年間、治験管理室に3年半勤務。2006年から現職。

臨床試験・治験《ちけん》とは？

「当院では、治験に参加していただける方を募集しています」

ときどき、こんなお知らせを病院に掲示されるポスターや新聞広告で見かける。

臨床試験とは、薬の安全性や有効性、副作用などを評価するために、健康な人あるいは患者を対象にデータを集めること。そのなかでも、とくに新薬に対する厚生労働省の承認取得を目的とした試験は「治験」と呼ばれる。

製薬会社が新薬を市場に投入するとき、開発から発売までには平均10〜15年かかる。最初の数年間は、自然の鉱物、植物、生物などから、新しい化合物をつくる。次に、試験管や培養容器内でヒトの組織や細胞、実験動物を対象に、毒性、催奇形性（胎児の発生や発達に悪影響を与えるかどうか）、生殖機能に対する影響、発がん性、アレルギー、依存性、体内動態（体内でどのように代謝・排泄されるか）などを検討する。

さらに、ヒトに対しての安全性（副作用を含む）、薬物効果、体内動態、適切な投与量、投与方法などを調べる。このヒトを対象にした試験は第I相試験、第II相試験、第III相試験という3段階に分けられる。ふつうは、第I相試験でまず同意を得た少人数の健康な

第Ⅰ相試験〈目的〉安全性や最適な投与量を検討し決定する
〈対象者〉標準治療で効果がなかった人。1施設10〜20人前後と少人数を対象にする。どの臓器の薬か決まっていないことが多い
〈特徴〉低用量から投与を開始し、安全性を確認しながら段階的に用量を増やしていくため、効果が十分に得られるかどうかわからない。実施施設は国立がんセンター中央病院など、全国でも限られている
第Ⅱ相試験〈目的〉第Ⅰ相試験で決めた投与量による薬の有効性と安全性をさらに検討する
〈特徴〉がんの種類別に実施される
第Ⅲ相試験〈目的〉さらに患者数を増やして効果や安全性を確認する。既存薬と新薬の治療を比較し、生存期間延長やＱＯＬへの影響を検討する
〈特徴〉多くの患者による信頼性の高い結果を出す

抗がん剤の治験の場合

人に対する安全性や体内動態を、第Ⅱ相試験で患者に対する有効性や投与量、投与方法を確認し、第Ⅲ相試験ではより多くの患者を対象に、既存の薬と新薬を比較して有効性や副作用を評価する。

だが、抗がん剤の場合は第Ⅰ相試験から患者を対象にする。目的や特徴も少し異なる。

これまで、抗がん剤の場合は「できるだけ早く臨床現場で新薬を使えるように」という配慮から、第Ⅲ相試験は市販後に実施されることが多かった。が、昨年から、日本人の罹患率の高い大腸が

ん、胃がん、乳がん、非小細胞肺がんの4種類は承認前に第III相試験を実施するようになってきた。

治験参加を決めるときに考えること

臨床試験や治験について、いまでも「病院のモルモット（実験材料）にされる」というイメージを持つ人はいる。が、1997年に厚生労働省が薬事法で発令した新GCP（Good Clinical Practice）という欧米の共通ルールが、翌年から日本でも施行されるようになり、試験の質と信頼性、参加者の人権と安全が要求されるようになった。

そこで、国内の医療機関で治験コーディネーターという新しい職種の人材が活動するようになった。近年では、臨床試験も含めてサポートすることから「臨床試験コーディネーター（CRC＝Clinical Research Coordinator）」と呼ばれ、試験の開始から終了までスムーズに進んでいくよう調整している。

どのように患者をサポートするのか。臨床試験コーディネーターの佐藤弥生さんが第I相試験の例を紹介する。

＊

50代で会社経営をしていたA子さんは、4年前に大腸がんと診断された。当時、すぐがんを切除したが、3ヵ月後のCT検査で肝臓に転移が見つかった。大腸がんでは、肝臓や肺に1個だけ転移することがあり、その場合は肝機能が低下していなければ根治を目指して転移先のがんを切除することが多い。A子さんも肝臓の部分切除を受け、術後に補助化学療法として5－FU（以下の薬品名はすべて登録商標）＋ロイコボリンの投与を受けた。

だが、12ヵ月後のCT検査で、再び肝臓に2個のがんができ、骨にも転移していることがわかった。主治医はA子さんに、次の治療として大腸がんの全身化学療法のひとつFOLFIRI療法＝5－FU＋アイソボリン＋カンプトを勧めた。1ヵ月後のCT検査でがんの縮小効果が認められたが、投与後数日間は吐き気や嘔吐、食欲不振、下痢などのつらい副作用に悩まされた。それでも、何とか外来で治療を続けていたが、10ヵ月目のCT検査でがんが大きくなっていたので、主治医はA子さんと次の治療の相談をした。

「A子さんの場合、まだ体力があり、お仕事もされていらっしゃいます。積極的な治療を続けるお気持ちがあるようでしたら、ちょうど抗がん剤の治験が始まりました」

医師は紙に書きながら、次のような説明をした。

〈治験の内容〉　分子標的薬。がん細胞に特有な遺伝子やたんぱく質だけを標的にするしくみの薬の一つで、そのなかの血管新生阻害タイプの新薬を2週間入院して服用する。血管新生阻害とは、がんが栄養や酸素を得るための新しい血管をつくらせないこと。がんの縮小効果を期待できる。

〈副作用〉　血管新生阻害剤ではいままでの抗がん剤治療でよく見られた吐き気、食欲不振、脱毛などが起こりにくいと期待されている。

〈治験のメリット〉　新薬を試すことができ、治療の選択肢が増える。もし効果がなかった場合は、他の抗がん剤治療を受けられる。

〈デメリット〉　どのくらい効果があるか、どんな副作用かは、試験前にわからない。

主治医が一通り話し終えると、A子さんはさらに詳しい説明を求めた。

そこで、医師は臨床試験コーディネーターの佐藤さんを診察室に呼んで、さらに詳細な話をしてもらうことにした。治験は患者にとって、メリットもデメリットもある。さらに、何らかの不安を抱えたままでは参加できない。佐藤さんはA子さんが治験に参加するかどうかの意思決定をサポートするために、1時間かけて補足説明をした。

まず主治医の話をどこまで理解したか確認するとともに、説明文書を見せながら、治験のスケジュールや治験薬の効果や副作用などをさらにわかりやすく話した。A子さんの生活や家族のことなどの話になったとき、佐藤さんが「2週間の入院が必要条件ですが、ご家族やお仕事は大丈夫ですか」と確認すると、A子さんの表情が変わった。

「そうですか。2週間の入院となると、家族にも会社にも相談しなくてはなりませんね。入院期間中、外出や外泊はできますか」

「実際にはそのときの副作用や検査結果にもよりますが、お体の調子によっては、外泊や外出は可能です。ただ入院期間は、病状によっては長引くことも考えられます」

続けてA子さんが治験費用について聞くと、佐藤さんは答えた。

「治験に参加される場合は、治験薬の費用、それにまつわる検査費用は無料になります。ただし、入院費、再診料、さらに、副作用が出た場合は予想していたことであっても、それに対応するための薬は患者さんの負担（保険内診療）になります」

最後に、佐藤さんはA子さんにこう話した。

「治験の参加については患者さんご本人の意志で決めていただきます。どうぞご家族とも話し合って、必ず数日間考えてから決定してください。担当医師が勧めたから、今日私が説明したから、治験に参加しなければならないということはありません。治験に入ってからでも、ご希望で中止することはできます」

翌週の外来でA子さんは治験を断った。

「以前、抗がん剤の副作用がつらかったので……。しかも、入院すると、兄夫婦に迷惑をかけることになるんです。治験には参加せず、免疫療法を試したいと思っています」

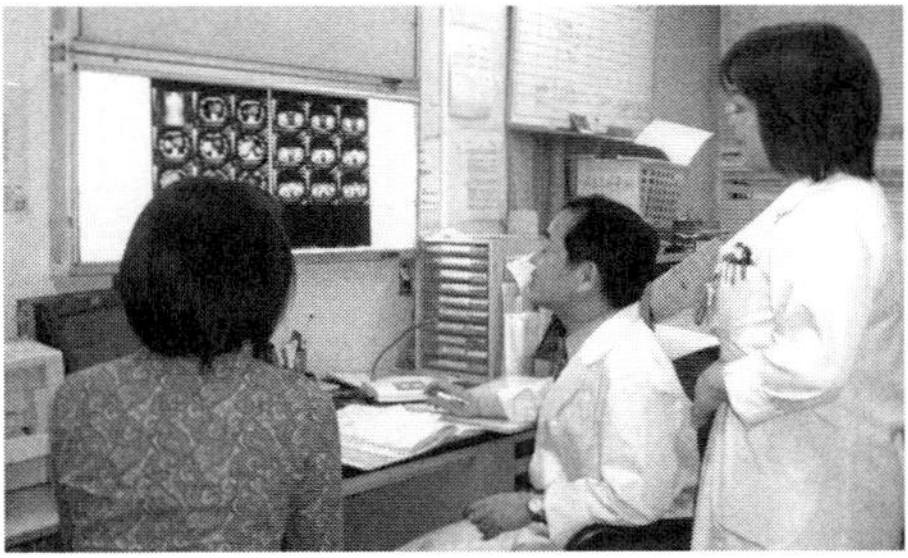
臨床試験コーディネーターは、診療にも立ち会う（佐藤弥生さん）

A子さんは進行がんでもできるだけ治療は続けたいと思っていた。が、8年前に離婚して母子家庭だったこと、若い頃に起業した会社が軌道に乗っていたことから、たとえ残り少ない人生でも、何とか仕事と家庭を両立させたかった。が、FOLFIRI療法中の食欲不振や吐き気は心身ともにつらく体力を奪った。インターネットで情報を集めたところ、代替療法の一つの免疫療法なら、いまの生活のまま治療を受けられると考えた。
「わかりました。それでは、次の候補者に枠を譲ります」

と主治医は答えた。ところが、その3日後、A子さんから病院に電話が入った。

「先日はお断りしましたが、兄夫婦と息子から『もっと長生きしてほしいから、治験を受けてほしい』と泣きながら言われてしまいました。もしかしたら、新しい抗がん剤なら副作用を乗り切れるかもしれませんね。いまからでも受けられますか」

まだ、治験参加者の枠がすべて埋まっていなかったため、A子さんは参加できることになった。仕事を整理して2週後から入院し、治験が始まった。が、6ヵ月で肝臓に新たながんができてしまい治験薬の効果がなくなったため、治験は中止になった。副作用のつらさはなかったので、A子さんは「残念な結果でしたが、治験に参加してよかったです」と話していたという。いまは、他の抗がん剤治療を受けている。

＊

抗がん剤の第I相試験では、軽度の症状があっても、全身状態が落ち着いていてふつうに生活できる患者が対象条件になる。進行がん患者でも、A子さんのように仕事をしている場合は「もう少し、がんと闘ってみたい」と考える人もいる。

主治医に「治験に参加しませんか」と声をかけられたとき、患者はどう考えるのか。

佐藤さんの話によると、第I相試験は安全性が確立していないが、それを承知のうえで、新しい治療に期待して参加する人は多いそうだ。

たとえば、参加希望者は、▽抗がん剤の投与を何回か受けて効果も副作用もあるとわかったが、いまは効果のほうを重視したい、▽治療法の選択肢を増やしたい、▽次の世代の患者さんのためにボランティアとして役立ちたい、などを理由として挙げるという。参加を断った人の理由は、▽新薬の副作用への不安が強い、▽代替療法を試してみたい、▽積極的な治療より穏やかな緩和医療を選びたい、などだった。

このほか、治験はデータ収集など研究の側面があるため、頻繁な通院、症状を記載する日誌、数多くの検査などが課せられる。病院が通常の治療より細かくケアしてくれることを喜ぶ人がいれば、それを面倒に思って参加しないという人もいるという。

治験に参加するかどうかの意思決定をサポートする際、治験コーディネーターは決して参加が誘導にならないよう言葉に留意する。たとえば、『治験に入るべきです』『この薬は効果があります』『副作用は大丈夫です』という言葉を使わないよう気をつけている。佐藤さんは言う。

「あくまでも、治験参加を決定するのは患者さんご本人です。そのために、ふだんの生活やどんな生き方を望んでいるかをよく聞いて、参加することが本当にメリットになるか、デメリットにはどんなことが考えられるか、本当は参加したくないがそう言えないのではないかなど、私たちが第三者の立場からいろいろ検討し、それを参考にしてもらっています」

ナビゲーターと潤滑油の二役

第II相試験では、第I相試験の結果を踏まえて、さらに薬の有効性について検討する。このため、被験者の治療経緯に関する条件が厳しくなることもあるたとえば、「これまで、抗がん剤の投与を受けたことがない、あるいは、1種類のみ投与されたことがある人を対象にする」などだ。

「メリットは、既存の薬を使う前に、安全性についてはある程度確認できている治験薬を試すことができるので、やはり治療の選択肢が広がるということです」

と臨床試験コーディネーターの齋藤裕子さんは言う。

治験が始まると、治験担当医や看護師だけでなくコーディネーターも毎日、病棟に足を運んで担当する患者の心と体の状態を観察する。治験薬に関係あるなしにかかわらず、治験中に現れた症状はすべて報告しなければならない。患者の副作用を細かくチェックし、どのように改善すればいいか、副作用の症状と重症度から治験を継続できるかどうかを医師と判断することもコーディネーターの重要な仕事になる。

齋藤さんがこんな例を紹介してくれた。

＊

肺がんの50代の女性B子さんは、診断を受けたとき、すでに肝臓に転移していたので、主治医からは手術や放射線療法ではなく、化学療法を勧められた。初回治療は抗がん剤のパラプラチン＋タキソールの組み合わせで外来の点滴を受けたが、半年後、効果がなくなってしまった。主治医は次の手立てとして、抗がん剤の①タキソテール単独、②イレッサ単独、③治験薬の3種類を治療選択肢としてあげた。

「治験薬を選べば、治療の選択肢が1つ増える」

B子さんはそう思って治験に参加した。内服薬で手軽に飲めるよさもあった。4週後のCT検査でがんが半分くらいに縮小していることがわかり、B子さんはとても喜んだが、その後、6週目から副作用で巻き爪ができて、とてもつらい思いをするようになった。巻き爪では、足の親指の爪の縁が巻くように生えて指の皮膚組織に食い込む。

外来診察前のコーディネーターによる問診で、齋藤さんがB子さんの苦痛を知り、局所麻酔下での処置をするという治療の説明をしたが、B子さんには痛みがある治療に思えて、「もう少し様子を見ます」と鎮痛剤を投与してもらって帰宅した。

だが、さらに症状が進行して、靴を履いて近所に買い物に行くことすらままならぬ状態になったため、B子さんは悩んだ末、治験の中止と抗がん剤の変更を申し出た。

「患者さんのご希望で、いつでも治験を中止することはできますが、B子さんの場合、薬の効果が認められています。このまま治療を続けられるように、副作用のコントロールについて皮膚科の医師に相談してみませんか」

齋藤さんはB子さんにそう提案して、主治医に患者の痛みが日常生活に影響を与えていることを伝えた。主治医はすぐに皮膚科に診察依頼を出し、皮膚科の医師も「巻き爪はとてもつらい症状ですが、治験を中止することはない」と言って、B子さんの爪の巻いている部分をタテに切除し、今後、生えてこなくなるように爪の根元に薬を塗るという処置をした。外来治療で20分程度、麻酔によりたいした痛みもなく終わった。「こんなに簡単なら、もっと早く治療を受ければよかった」とB子さんは話したという。

その後も、がんの縮小効果が続いていたことから、治験終了後もB子さんは継続投与試験に参加して同じ薬を飲み続けている。

*

治験では被験者の安全を守る義務があるため、重い副作用が出た場合は治験薬の投与を中止する。つまり、副作用は、軽症のうちに対応しなければ治験は続けられない。

たとえば、患者の中には診察室で主治医から「どうですか、変わりありませんか」と聞かれると、医師が忙しそうだからと遠慮して「はい、大丈夫です」と答えてしまう人が少なくない。本当は「薬の投与後、しばらくの間、副作用でひどく体がだるく、トイレに行くのも這っていた」が、翌週の外来受診時に体力が回復していると、医師の目からは問題なしに見えてしまう。患者も体験した症状を伝えそびれてしまう。そんなとき、診察に同席するコーディネーターが気になる症状を細かく医師に伝える。

「治験期間中、副作用が出た場合は、それらの症状を軽減するための薬を併用したり、治験薬の投与量を減らしたりすることで、そのまま続けられます。副作用をうまくコントロールできるように病院内の適切な人材をコーディネートすることは、この仕事の腕の見せどころと言えますね」

齋藤さんは、治験薬を〝新車〟に例えて、コーディネーターの役割を説明する。

「たとえば、新薬を新車に見たてた場合、患者さんは試乗されるお客様、医師は運転手、臨床試験コーディネーターは車の潤滑油であり、ナビゲーターです。潤滑油が切れると車は走らないばかりか、大きなアクシデントにつながる可能性があります。運転手さえいれば、ナビゲーターがいなくても車は走りますが、間違った方向に走ってしまうかもしれない。つまり、潤滑油は目立たないものですが、車の各部（臨床試験に関わる部署）が円滑に動くためには必要な存在です。もちろん、何か不測の事態（副作用）が起こったときは、運転手が瞬時に判断して危険を回避する。そのような場合でも、ナビゲーターのサポートは運転手にとって重要です」

治験は副作用だけでなく、がんに対する効果が認められないときも中止になる。その場合患者は希望を失いショックを受けてしまうため、齋藤さんも佐藤さんも、外来診察が終わるとできるだけ患者に声をかける。

「治験に参加される患者さんは、たいていの方が『再発したらどうしよう』『薬が効かなくなったらどうしよう』といつも不安を抱えていらっしゃるものです。ご家族も同じ思いをお持ちですから、それに気づいたときは、時間がある限りお話を聞くようにしています。気持ちが落ち込んでしまうと治療以外のことは何もできず、家に閉じこもりきりになりがちですが、患者さんの中には治療を受けながら仕事や趣味、旅行などにご自分のエネルギーや時間を使っていらっしゃる方もおられる。そんな方々のエピソードを伝えることで希望を持っていただければと思っています」（齋藤さん）

なお近年、抗がん剤では治験期間が終了しても、がんの縮小や病状の現状維持などの効果があり、副作用が許容される範囲の場合、新薬が承認・発売されるまで治験薬の投与を受けられることが多い。ＨＩＶなどの難治性疾患でも同じだ。それ以外の薬では、治験期間が終了したら治験薬の投与を中止し、既存の薬に切り替える。治験とは新薬を開発するための研究で、科学的に根拠ある数字の算出を目的に実施されるからだ。

齋藤さんは、前述した「新薬」という試乗車には、「科学性」と「倫理性」という２つの車輪がついているという。ここでいう治験の科学性や倫理性とはどんなことか。

「試験の科学性とは、薬の有効性や副作用を正しく評価し、信頼性の高い結果を導くことです。たとえば、対象者の選定や投与方法が適切でなかった場合、結果にばらつきや誤差が生じてしまい、せっかくボランティアで参加してくださった患者さんの善意が役に立たなくなってしまいます。倫理性とは参加者の人権が保障されていることです。試験前のインフォームドコンセントには十分時間をかけること、参加は自由で、たとえ試験に参加しなくても不利益を受けることはないなどです」

第Ⅲ相は大規模な無作為試験

第III相試験では、標準治療と新しい治療の効果について、再発や病状悪化のない生存期間、QOLに対する影響などを比較する。この試験の参加者はコンピュータによって無作為に2つのグループに分けられるため、医療従事者も参加者も標準治療群や新治療群にだれが入るか、まったくわからない。グループ分けが決まってからの変更もできないので、希望する治療がある場合は参加を見送ってもらう。

たとえば、非小細胞肺がんで進行性、転移性、術後再発のいずれかにおける患者を対象にした大人数を対象にした臨床試験が行われたことがある。試験では、イレッサ投与群、タキソテール投与群の2群に分けられた。薬の作用するしくみ、投与方法、副作用などがまったく異なり、参加するかどうか迷う人が多かった。患者の中には、いくら考えても決められないので「運を天に任せます」と参加した人もいたという。

幅広い知識と細かい作業が要求される

臨床試験コーディネーターの人数は、2007年現在、全国で数千人と言われる。厚生労働省の報告書（＊）によると、コーディネーターの約半数は看護師、そのほかは薬剤師、臨床検査技師の配置転換や転職だった。佐藤さんや齋藤さんも、いまの仕事に就く前は看護師だった。

佐藤さんは母親が看護師だった。幼少時代、病気がちだったため、病院で看護師の仕事ぶりを見る機会が多く、自然に志望するようになった。国家試験合格後は、国立病院の外科、内分泌消化器内科で看護師を12年半務めたあと、業務命令で治験管理室に異動した。厚生労働省が実施した養成研修に参加したとき、この仕事に強く興味を持ち、正式に配属されて4年目に専門職としての認定を受けた。その後、看護師の管理職を打診されたがコーディネーターを続けたいと希望し、２００６年からは静岡がんセンターで再出発した。キャリア5年目になる。佐藤さんは転職した理由をこう言う。

「看護師の仕事では、患者さんが回復していくプロセスを手助けできること、とくに、患者さんひとりひとりにあった看護プランを考えて実践していくことで、1日でも早く退院できることにやりがいを感じていました。でも、コーディネーターにこだわったのは、看護師としての経験を生かせる上に創薬のプロセスに関われることと、幅広い知識を要求されるからです」

齋藤さんは幼少時から医学に興味があり、さらに人と接する仕事を希望して看護コースに進学した。卒業後は終末期医療に携わることを志望し、がん患者が多く入院する放射線科病棟に配属された。2年間の臨床現場で患者から人生や生き方について学ぶことが多かったため、大学院への進学を決めた。が、ちょうどそのころ、GCPが法制化されて治験コーディネーターの必要性が高まっていたことから、大学教授の勧めをきっかけに東京都立駒込病院（文京区）で非常勤の仕事を始めた。以来、キャリア10年目になる。

コーディネーターの仕事で必要な知識は驚くほど広範囲だ。

病気や薬に関する基礎知識、臨床検査の知識、GCPや臨床試験の制度について、臨床試験の実施計画書の読み方や作成、統計学の基礎、コンピュータ・テクノロジーについて、倫理性を保つための一般常識、英語力、コミュニケーション能力など。このため、いろいろな組織が年数回、全国の臨床試験コーディネーターを対象に講習会やセミナーを開催している。

仕事内容も細かい作業が多い。これまで紹介してきたような患者サポートのほか、新しい治験に関する患者向け説明書の作成、治験のスケジュール管理、併用禁止薬や副作用の確認、症例報告書の作成などを、現在10人のコーディネーターが治験ごとに2人1

組で担当している。治験数が多く、さらに抗がん剤の試験は業務量が多いため、残業や休日出勤もたび重なるそうだ。

志望者を面接する立場でもある齋藤さんは、この仕事に向いている人をこう言う。

①論理的思考能力のある人、きちょうめんな人、責任感のある人＝複雑な臨床試験の実施計画書を正しく理解し、責任を持って仕事を進められる人。さらに、試験データなどを正確に症例報告書や記録に残すなど作業が細かい。

②コミュニケーションスキルのある人、協調性のある人＝患者の信頼を得ることが仕事の入り口になる。院内各部署や試験の依頼者（製薬企業）などの連携が必要。

③向上心のある人＝臨床現場に入ってから必要な知識が膨大にある。

最後に、「患者の信頼を得るためには、どうしているか」聞いてみた。

佐藤さんの場合、3年前に子宮筋腫で入院して、患者の立場を経験した。

「がんの患者さんとは病状もショックの度合いも比べものにならないかもしれませんが、子宮摘出の話が出たり手術を受けたりしたことで、術後の体や心の痛み、つらさがわかり、患者さんとの距離が少しは縮まったのではないかと思います。患者さんがつらい状況にいるときは、その気持ちをぶつけてもらってそれを受け止め、支えていきたいです」

齋藤さんは看護師になってすぐの痛い経験が、いまの仕事に生きていると言う。

「食道がんの60代男性患者さんに栄養剤の点滴を始めようとしたら、その日に限って『イヤだ。今日は受けたくない』と断られたことがありました。『この点滴は10時間かかるので、いますぐ始めないと就寝までに終わらないですよ』と説明しても、『イヤだ！』の一点張りで。私は『患者さんのために仕事をしようとしているのに、どうして拒否されるのだろうか』と、その時はショックを受けました」

実はこの患者は、毎日毎日、点滴につながれることが苦痛となっていて、ほんの少し点滴から解放されたかっただけだった。

「当時の私は看護師としての責務を果たすことに精一杯で、患者さんの気持ちを理解できませんでした。が、しばらくして、患者さんのペースを理解しそれを受け入れることで、信頼を得て、納得して治療にご協力いただけることがわかったのです」

いま目の前にいる患者の心と命と人権を守り、将来の患者に役立つ薬の開発をサポートする。頭脳も体力も要求される仕事だが、やりがいも大きい。

＊厚生労働省の報告書＝「治験を実施する人材に関する現状調査班報告書」
＊臨床試験に関する情報を探すには：厚生労働省「治験」ＨＰへ

薬剤師

「がんの痛みはモルヒネでとれる」
臨床現場にも踏み込む新しい薬剤師像

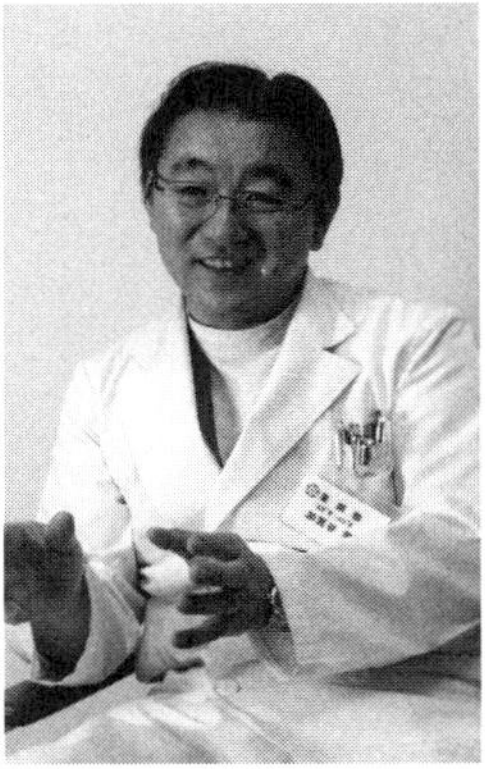

加賀谷肇さん
済生会横浜市南部病院薬剤部部長

1953年生まれ。75年、明治薬科大学卒。北里大学病院在職中にミシガン大学病院、ケンタッキー大学病院（臨床薬学実地研修）留学を経て、99年から現職。明治薬科大学客員教授、北里大学看護学部大学院非常勤講師他。共著に『がんの痛みはとれる』（丸善）、監修編集『がん疼痛緩和ケアQ＆A』（じほう）など。

痛みは我慢しなくていい

がんになっても、なかなか自覚症状が出なかったり、わかりにくかったりすることが多い。自分の体の細胞が形を変えていくため、体が異物として認識できず、生体防御反応が働かないからだ。ところが、がんが大きくなって周囲の臓器や神経に入り込み組織を損傷すると、痛みが出る。何となく重苦しい痛みが持続的に続く。

国内で他病院に先駆けてホスピスが開設された淀川キリスト教病院の研究（＊）では、患者206人について、「亡くなるまでの間、がんによる痛みが158人（76・7％）に認められた」と報告された。とくに、最期の3ヵ月は頻度が高くなった。

痛みが中等度～強度になると、症状緩和にはモルヒネなどのオピオイド鎮痛薬（麻薬系鎮痛薬ともいう）が欠かせない。だが、主治医や薬剤師が、「モルヒネを使いましょう」と告げると、いまでも嫌悪感を抱く患者が多いという。オピオイド鎮痛薬に対する誤解は、「麻薬」のイメージがオーバーラップして解釈されることが多いからだ。

そこで済生会横浜市南部病院（港南区）では、オピオイドが処方される前、相談室で時間をつくり患者やその家族に丁寧な説明をしている。薬剤師の加賀谷《かがや》肇《はじめ》さんは言う。

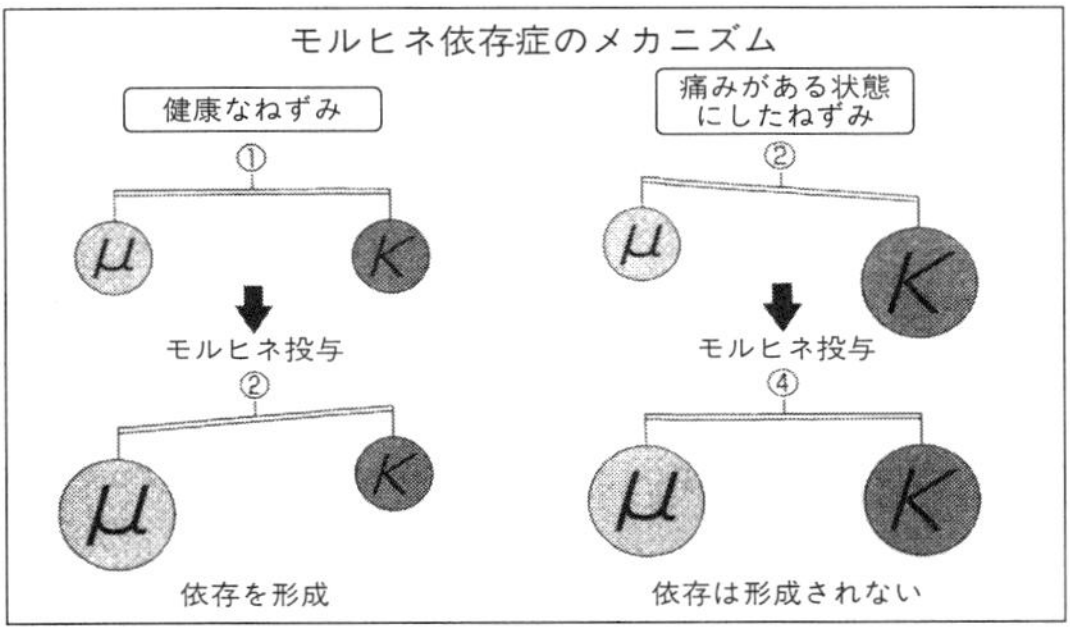

鈴木勉（星薬科大学教授）作成

「モルヒネは鎮痛効果が高く、内服・注射・座薬など、いろいろな方法で投与できます。投与量の調節がしやすい薬なので少しずつ増量していくことができ、確実に痛みが消失したときが患者さんにとって必要な量となります。その上限はなく、たとえ多量であっても、依存が出ることはありません」（図参照）

その理由は、たとえば、健康なねずみはμ（ミュー）神経系（多幸感など）とκ（カッパー）神経系（嫌悪感など）のバランスがとれている。モルヒネは、おもにμ神経系に作用するので、健康なネズミにモルヒネを投与するとバランスが崩れてμ神経系の比重が強くなり、多幸感が増して依存性を深める。ところが、痛みがあるときはκ神経系が強い状態になっている。そこで、モルヒネを投与してμ神経系に働きかけることでバランスをとる。

ふつう、モルヒネの投与量は1日10〜60ミリグラム程度で、多いときには200ミリグラムになることもある。が、加賀谷さんは、これまで最大5400ミリグラム(原末5・4グラム/1日を5回に分けて服用)投与した経験を持つ。それでも患者は意識を混濁させることもなく、精神的にも肉体的にも変化なかった。それどころか、痛みが取れて穏やかな表情に変わったという。

「それは30代の子宮頸がんの患者さんで、すでに全身転移していました。『まるで、鉄アレイが全身に重くのしかかっているみたい』と、いつも顔をゆがめて苦しそうだったので投与量を多くしていったところ、ある日、『スーッと痛みが取れました』と笑顔がこぼれたのです。『今日はひさしぶりに鏡を見たんですよ』という言葉が印象的でした」

このとき、加賀谷さんは「あんなに生きる力を奪うような痛みでも、モルヒネを使えば必ず楽になる。本当に患者さんをサポートできたんだな」と思ったという。患者の中には、「痛みはできるだけ、我慢するもの。先生を困らせてはいけない」と思う人もいると聞くが、それは誤解に過ぎない。加賀谷さんは痛みのコントロールに立ち会い、こぼれるような笑顔に出会うたびに、薬剤師の仕事にのめりこんでいったという。

このほか、「モルヒネを使うとは、もう死期が近いということか」という心配もよく聞くが、これも誤った認識だ。がんの痛みは末期によく見られるが、病態によっては早くから症状が出ることもある。その場合は、積極的ながん治療とともに緩和ケア（痛みなどの症状をコントロールするケア）も取り入れていく。

実は、かつては「緩和ケア＝末期がんの治療」と考えられ、ある特定の時期がきたら、積極的な治療から緩和ケアに移行していた時代があった。ところが、1986年「がん疼痛治療と積極的支援ケアに関するWHO専門委員会」の報告書で、「緩和ケアは早い時期から取り入れるべき」という考え方が明確に打ち出された。それ以降、日本の臨床現場でも、その考えに基づいて両方の治療が並行して受けられるようになってきた。

「がんの痛みを我慢する必要はありません。治療で消失できるからです」と痛みのコントロールに詳しい医師やコメディカルは口を揃えて言う。とくに、がんの痛みは、①体の痛み、②心の痛み、③死の恐怖、自己存在の意味や価値、生きることの根源に関わるスピリチュアルな痛み、④仕事上、経済的、家庭内、人間関係の社会的な痛みが複雑にからみあう。痛みがなくなれば、▽食事ができるようになり体力がつく、▽よく眠れるようになる、▽痛みによるイライラや不安感が消え、本来の性格を取り戻せる、▽うつ状態や病気に対する恐怖から解放される、▽闘病意欲がわく、▽生存期間も延びる可能性があるなど、患者のQOL（日常生活の質）が大きく上がる。

＊淀川キリスト教病院の報告＝恒藤暁他「末期がん患者の現状に関する研究」

特殊製剤づくりは薬剤師の腕の見せどころ

市販されている鎮痛薬の中で病状に合うものがない場合は、薬剤師が病院内で特殊製剤をつくることもある。加賀谷さんは、こんな例を紹介してくれた。

＊

60代の女性A子さんは子宮頸がんと診断されたとき、すでにがんが子宮頸部から膣の壁まではみだすほど大きくなっていた。会社を経営しているため忙しくて、がん検診に行くことができなかった。この場合（ステージⅢ期）、もう手術による治癒は望めないので、放射線治療と化学療法を同時併用することになる。

だが、一通り治療を終えたあとも病状は進行し、10ヵ月後には膣からがんが盛り上がった。下腹部を押さえつけられるような重苦しい痛みが昼夜を問わず続く。A子さんはたまりかねて、症状緩和の治療を受けたいと入院した。

主治医は最初、非ステロイド抗炎症薬のナプロキセン（ナイキサン錠）を投与した。

が、痛みが軽減しないため、硫酸モルヒネの除放剤（ＭＳコンチン錠）を追加した。モルヒネ製剤は、脊髄や脳の中枢神経に直接働いて、痛みの伝達経路を部分的に遮断する。だが、Ａ子さんが腸閉塞を起こしたため口から薬を飲むことができなくなり、今度は貼り薬のフェンタニルパッチを使った。が、患部のガーゼを取り替えるとき、Ａ子さんが「飛び上がるほど痛い」と歯を食いしばってこらえる。やがて、痛みが強くなり、夜も眠れず、ようやく眠っても寝返りをうつたびに痛みで目が覚めるようになり「どうにかしてくれませんか」と涙ながらの訴えがあった。モルヒネは注射による投与もできるが、Ａ子さんの痛みは膣部局所の痛みだったので、注射の場合は量を多くしなければならない。何とかできないかと院内で検討し、特殊製剤づくりを試みることになった。

当時、加賀谷さんは痛みと症状に関する米国医学雑誌（『Journal of Pain and Symptom Management』）で、塩酸モルヒネ粉末とゲル用基剤を乳鉢で少量ずつ混ぜ合わせて「モルヒネのゲル（ゼリー状）をつくる」という論文を読んだことがあった。そこで、他病院の医師からも情報を取り寄せ、ゲルづくりに取りかかった。厚生労働省の認可がない薬であることから、病院が安全責任や製造責任を負うため、院内の倫理委員会に複数の書類を回して承認を得なければならない。さらに、患者にもインフォームドコンセント

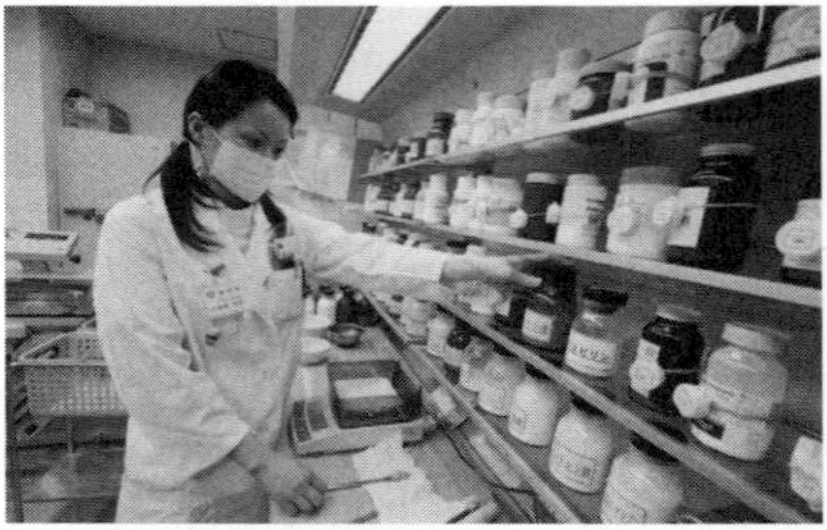
既存の薬でよいものがない場合、院内で製剤することもある

を取り承諾を得る。A子さんのがんは進行が早く、実際の臨床で製剤を使えるようになるまで、加賀谷さんは毎日、やきもきしていた。ようやく、治療で使うことができたとき、製剤づくりに関わった薬剤師全員が驚くほどうまく効果が現れた。A子さんが「信じられないほど、楽になった」と言ったからだ。

薬剤部の岩田《いわた》浩実《ひろみ》さんは、こう思い出す。

「治療前、A子さんは痛みのためベッドに座れず、トイレにも行けない状態でした。でも、モルヒネゲルを塗った翌日には座って食事をすることができたんです。3日目には歩いてトイレに行き、シャワーを浴びることもできるようになって。表情が大きく変わって生き生きとしてきましたね。日常生活のひとつひとつが自分でできるようになると、患者さんは『家に帰れる（退院できる）』という希望を持てるようになります」

岩田さんはこのとき、薬剤師になって本当によかったと実感したそうだ。

臨床現場で薬物治療をになう専門薬剤師が誕生

かつて、病院勤務の薬剤師は、おもに医師の処方箋に沿って調剤したり薬品を管理したりするなどの仕事をしていたが、近年、このように、薬剤師も積極的に臨床現場に関わるという医療施設が増えてきた。

加賀谷さんの勤める済生会横浜市南部病院では、全国でもいち早く、1980年代から薬剤師が病棟に出向いて患者と対話した。その後、1994年からは糖尿病、2002年からは褥瘡《じょくそう》（床ずれ）、緩和ケア、04年からは院内感染、栄養管理、薬物療法モニタリング（薬物治療の効果をより引き上げるため、患者の血液中の薬物濃度を測るなどして、薬物投与設計を個別に立てること）の領域でチーム医療が始まり、薬剤師25人全員が日常の薬剤管理だけでなく、臨床業務にも取り組んでいる。加賀谷さんは言う。

「医療技術が専門化したことから、がん医療などの特定の分野では高度な知識や技能を持つ専門職が求められるようになりました。そこで薬剤師も、車の両輪のひとつとして医師と並びながら薬物治療も担当すべきではないかと考えられるようになったのです」

たとえば、がんの緩和ケアチームでは、早期のうちから闘病中に起こるいろいろな症

状を軽減したり消失させたりする。緩和ケア医と一緒に薬剤師も病棟回診し、
▽薬に対する患者の誤解を解き、副作用や飲み方について指導し正しい服用を促す。
▽患者の症状や投与されている抗がん剤を含む薬の副作用を正確に把握する。
▽副作用による症状を軽減、改善する。
▽薬を選ぶときにはその特徴や使い方、相互作用、投与量について医師に助言する。
▽医師とともに薬の投与計画を立てる。
▽必要な薬が市販されていないときは院内で製剤する、などを受け持つ。

「これだけの役割があるにもかかわらず、日本医療機能評価機構の認定病院に認められる緩和ケアの診療加算に薬剤師は含まれていません。つまり、個々の努力はボランティアの扱いになるわけです。これには納得できません」

加賀谷さんは薬剤師の果たす役割の大きさをそう強調する。

このような流れを受けて、日本病院薬剤師会も2005年から専門薬剤師の養成を始めた。専門看護師認定と同じように、ある一定の条件をクリアした薬剤師が試験を受けるしくみで、がん専門薬剤師が55人、感染制御専門薬剤師が194人誕生した。

死の臨床にどう向き合うか

臨床現場では薬剤師が痛みを取りのぞき、患者の笑顔を取り戻すことがあれば、がんの進行のほうが早くて手のほどこしようがないこともある。治癒が望める人は医師やコメディカルの手から離れていくが、病棟では亡くなっていく患者のほうが圧倒的に多い。前述のA子さんも薬剤部の尽力かなわず亡くなった。その頃から加賀谷さんは、担当した患者の出棺に立ち会うようになった。

そんなとき、どのように死の臨床に向き合い、気持ちを整理するのか。

「やはり、趣味などで自分をクリアにしていく時間がないと、いろいろな思いを背負い込んでストレスがたまっていきます。亡くなっていく方とどう向き合うか、たとえば、私の場合は『こういうときは、こんな治療をした』『こんな方法もあったかもしれない』と記録を書き留めていきました。亡くなった方の臨床経験のひとつひとつが次の患者さんに役立つよう、自分の血や肉としていくためです。管理職に就いてからは薬剤部のスタッフにも、毎月、記録を書いてもらっています」

加賀谷さんはそう言いながら、棚からスクラップブックやノートを何冊も出した。

「こういう記録を見ると、患者さん一人一人のことを思い出しますね」

さらに、自分がその日を迎えたときのことも考えているという。

「いつか自分にも、という覚悟はできていて、『棺には私の好きなジャズアルバムを入れてくれ』などと家内には伝えています。麻薬を投与されたときの体験を書くことが、自分の最後の仕事になるのかなと思うこともありますね。でも、本当にそのときがきたら、私でも『なんで、俺ががんに……』という言葉が出てしまうのかもしれません」

思わず、「がんとは、どんなヤツですか？」と私は聞いてみた。

「やっぱり、こわいヤツですね。殺し屋ですからね。でも、早く見つかれば、意外に単純なんですよ。ただ体に増殖してはびこると、手ごわい」

さらに「それでは、がんと闘うために必要な武器は何ですか？　クスリですか？」

「サプリメントは邪道ですか？」とたたみかけると、加賀谷さんはこう言った。

「がんの種類によりますが、手術、抗がん剤、放射線、免疫力、セルフケアなど総合力だと思います。がんの診断時、医師は余命をある程度予測しますが、それが延びる場合もある。それは医療技術によるものだけでしょうか。それとも、もともとその患者さんの寿命が長かったからでしょうか。私は患者さんがあきらめないことで、寿命は延びると思います」

だから、加賀谷さんはサプリメントを否定することはできないと言う。

「サプリメントを『エビデンスのないものは、金をドブに捨てるようなもの。飲む意味がない』と言えばそれでいいのでしょうか。患者さんにとっては、その毒にもクスリにもならないものが、一つの希望だったりするかもしれません。悪徳商法で売っているものを賛成するわけにはいきませんが、すべてを否定できるものでもないと思います。そんな患者さんの希望をいかにサポートできるかが医師やコメディカルの腕や力で、そのためにはサイエンスだけでなく、(胸をたたいて) ここ (ハート) が必要ですよね」

あなたは仕事に対する使命感を持っているか

こんな薬剤師の仕事には、コミュニケーション能力のある人が向いていると言う。

「昔は、緻密で薬の調剤を正確に早くさばける人が優秀な薬剤師として重宝されていました。でも、今はコミュニケーション能力がないと現場で使いものにならない。世の中に患者さん向けの薬の情報が氾濫してきたので、薬剤師がこれらの情報を収集し整理し評価し、患者さんにわかる言葉に置き換えながら薬を渡すことが必要です。そのとき、薬の情報を棒読みしても患者さんの心には届きません。錠剤や粉末そのものは化学物質のかたまりに過ぎず、それらに必要な情報をセットすることで、初めて患者さんも納得して飲み続ける。薬の効果がうまく現れるわけです」

実は薬剤師のキャリア31年の加賀谷さんにはつらい思い出がある。

初めて臨床業務を担当した患者の出棺時、遺体の前でいろいろな場面を振り返ったとき、「自分の仕事には思い残すことが多かった、コミュニケーションが足りなかった」と激しい後悔に襲われた。ベッドサイドで薬の効果や副作用を説明したが、それが患者の本当に知りたかったことか。自分の話を患者はどんな気持ちで聞いていたのか。が、そんなふうに考えたことは一度もなかったことに気づいた。

「それまで、薬剤師の仕事はサイエンスだと思っていました。でも、医療の半分はアートのセンス、つまり想像力も必要だとわかったのです。私は自分の仕事を一方通行でこなしていたんですね。この経験以来、相手の立場になって考えることが増えました」

毎年、新人研修ではコミュニケーションスキルのトレーニングを多く取り入れている。たとえば新人にベッドに寝てもらって患者役を体験させ、どんなふうに対応すれば相手が安心するか研究してもらう。病室のどこで声をかけて、どんなふうに近づいて、どのあたりで目線を合わせるか。そんな研修を重ねると、患者の立場から考えてみることの重要性がわかってくるという。

また、チーム医療で動くことが多いので、患者だけでなく医師や同じコメディカルに対しても協力関係が築ける能力も求められる。

「ときには医師の仕事の領域まで踏み込むこともありますが、チーム医療としての役割も心得なければなりません。みんながピッチャーをしたら、野球にならないわけです。医師がピッチャー、看護師はキャッチャー、薬剤師は内野も外野もカバーできるよう、ショートストップでしょうか。攻撃より守備のうまさを大事にしてほしいと思います」

そんな人を選ぶため、面接ではどんなところを見ているのか。学生にコミュニケーションスキルを求めるのは難しいのではないかと聞いたところ、応対の仕方、話し方、そのときのしぐさで、ある程度、将来性はわかるという。

「一番重視するのは、『どうして医療現場で仕事をしたいのか』という使命感ですね。みなさん、いろいろな模範解答を言いますが、目的がなく仕事に就いた人は、たとえ相手に話を合わせるのがうまくてコミュニケーション能力が高いように見えても、その会話は患者の心に響かない。そういう人はあとで必ず患者さんからクレームが来ます。患者さんと接する仕事をしたい、生死に関わる仕事をしたい、人間に興味があるという人は、多少成績が悪くても現場で顔の見える薬剤師として鍛えることができるのです」

こんな臨床現場のニーズを反映して、大学の薬学部教育も2006年から、従来の4年制コースに加えて6年制コースができた。これまでは創薬や薬の管理を中心に学び、卒業後は研究職や医療管理職に就く人が多かった。6年制では4年間の基礎薬学と2年間の臨床薬学教育を受けて、患者の症状管理や対策、緩和医療、死の臨床まで踏み込む内容を学び、薬剤師国家試験の受験資格が与えられる。

「私自身これまでの仕事を振り返って、緩和ケアのひとつの『痛みからの解放』という部分にはかなり取り組んできました。でも、今後はさらに、がんという病気と正面から向き合っていきたい。それが生涯にわたるテーマです」

がんの症状は痛みだけではない。薬の副作用によるものもある。そのひとつひとつに対して、患者は一人で苦しまなくていい。声をあげれば、サポートを受けられる。

第3章　あなたの心を支える

心理士（臨床心理士・心理療法士）

不安・恐怖・疑問を整理して「患者が持っている力」に気づかせる

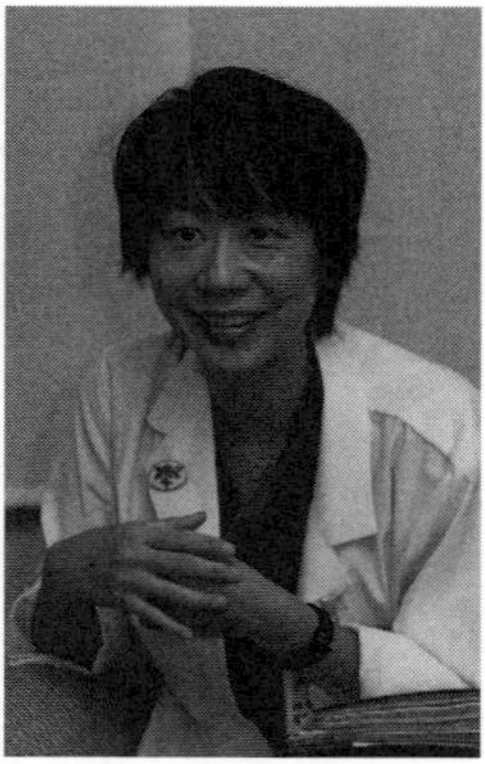

栗原幸江さん
静岡県立静岡がんセンター緩和医療科

1963年生まれ。立教大学法学部卒。コロンビア大学大学院（医療・精神医療ソーシャルワーク専攻）修了。ニューヨーク・カルバリーホスピタルで９年間勤務後、2002年から現職。

カウンセリングとは、どんなことをするのか

がんになると、どんな病期（がんの進行度。「ステージ」ともいう）でも死を身近に感じる。初期で治癒の見込みがあっても、再発や転移が不安になる。進行期であれば、どんなに覚悟していても恐怖、怒り、絶望……が押し寄せ、自分をコントロールできない。仕事や家事が手につかず、眠れない夜を過ごしたという経験もあるだろう。

これは人間として、ごくふつうの反応に過ぎない。

そんなときは心の専門家を頼りにしたい。カウンセリングを通して、感情の揺れに対するケアやサポートをしてくれる。心理療法士の栗原幸江《くりはらゆきえ》さんは言う。

「私たちカウンセラーは患者さんから、どんなことが心配か、どのように困っているか、知りたいことは何かなど話を聞きながら、それらを整理し、解決に向けてプライオリティ（優先順位）をつけます。さらに、『いま、自分には何ができるか』について考えるお手伝いをします」

相談した結果、つらい気持ちから解放されるきっかけをつかむことができる。そんなカウンセリングは、どのようにおこなわれるのか。

＊

50代の主婦A子さんが栗原さんのカウンセリングを受けたのは、主治医から乳がんの再発を告げられた直後だった。手術後1年経ち、がんになったことでふさぎがちだった気持ちが前向きになり、新しいことにチャレンジしてみようと思い始めた矢先に診断を受けて、ふたたび、死の恐怖と眠れない日々に襲われた。

外来でためいきばかりつくA子さんに、主治医は提案した。

「お気持ちがひどくつらいようですね。心の専門家に会って、話を聞いてもらったらどうでしょうか」

その言葉を聞いたA子さんは不安や期待を抱えながら、主治医から紹介された部屋に向かった。おそるおそるドアをノックすると、栗原さんが笑顔で迎えてくれた。

「初めまして、栗原です。先生からお電話をいただき、少しご様子を伺いました」

A子さんはその声を聞いて「なんだか優しそうな人だな」と感じた。すると突然、涙があふれてきた。

「あら、ごめんなさい……」

A子さんはそう言うだけで精一杯になり、涙が止まるまでひとしきり泣いた。

しばらくして、栗原さんが声をかけた。

「おつらかったですね……」

その声に、ようやく顔を上げたA子さんがポツリポツリと話し始めた。

「手術を受けたころは、『早く治りたい』と思う気持ちばかりが先に立ち、本当に無我夢中でした。でも、退院後は手術前の生活に戻れず、家事をしても疲れやすかったり、掃除や買い物が思うようにできなかったり。そのたびに『以前の私ではないんだ』と感じてショックを受けてばかりでした。がんの闘病記を読んだり、患者会に行ったりしているうちに、『がんになったことをクヨクヨしても仕方ない。こんな私にも、できることがあるかもしれない。よし、探してみよう』と、ようやく思えるようになったんです。ところが先日、再発の話を聞いて……」

病院を出て歩き始めたA子さんは、「何で、私ばかりこんな思いをしなければなら

告知後フォロー	17件
コントロール不全感	15件
家族のフォロー	20件
気持ちの落ち込み	46件
不安	58件
スタッフの対応困難	14件
緩和ケアへの移行	12件
怒り	4件
悲嘆	14件
コミュニケーション困難	4件
家族内問題	4件
治療方針のゆれ	6件
死にたくなる気持ち	6件

心理療法内容別依頼件数(静岡がんセンターの場合・複数回答)

ないんだろう」と、自分を呪い、神を憎んだという。それ以来、朝、目が覚めても「あぁ、またつらい一日が始まる」と思えて、起き上がれなくなった。「あと、どのくらい生きられるんだろう」と気になり、恐怖に襲われ息苦しくなった。「だれも私の気持ちなんてわかってくれない」という思いも重なり、毎日ふさぎこんでいた。

そんな話を聞いて、栗原さんが言った。

「今日、こうして話をするのは一大決心だったでしょうね」

「ええ。でも、このつらさから、なんとか抜け出したいと思って」

「いま気がかりなのは、どんなことですか」

A子さんは今後の治療について心配していた。どんな抗がん剤を使うのか、副作用はどうか、それに自分が耐えられるかどうか、そして、治療効果はあるのか。

栗原さんは主治医と今後の治療についてよく相談すること、その席に「味方になってほしい」「自分のつらさをわかってほしい」と思う人を同席させたらどうかと提案した。

「そうですね。再発と聞いただけで『私にはもう何もできない』と将来を絶望していました。でも、いま何ができるか考えることが先ですね。すべてはそこからですね」

そう言うと、A子さんの目にわずかな力が入り、すっと背筋が伸びた。少し笑顔になり、

「治療が始まってからも、どうぞよろしくお願いします」

と言って部屋を後にした。

心理士は患者が持っている力を再認識させる

カウンセリングでは心理士が「患者はいつから、どんなふうに心がつらいのか」、会話を通してひもといていく。話し始めると、患者はつらさの原因と自分自身の間に少し距離を置くことができる。そのとき心理士は話の内容だけでなく、患者の表情、身体の向き、視線など、言葉以外のメッセージも観察する。栗原さんは言う。

「先を急ぎすぎると心身に負荷がかかりますから、あんまり患者さんががんばらないように注意しています。みなさんそれまで毎日精一杯、取り組んできているはずですから、そのペースを守りながら、何かできることを増やしていきます」

患者の中には言葉にするための心の準備がまだ整っていないため、話そうとすることで不安が高まったり、息苦しくなったりする人もいる。そんなときは「リラクセーション法」を取り入れる。いくつか方法はあるが、もっともシンプルなものは、
①患者をベッドに寝かせて、片手を胸に、もう一方の手をおなかに当ててもらう。

②おなかが膨らむところを意識しながら、ゆっくりと息を吸ったり吐いたりを繰り返す。
③体の中で緊張しているところに気づいたら、意識的にゆるめる。
こうしているうちに体はリラックスし、波立っていた気持ちが安定していく。ゆっくり深い呼吸を繰り返したり、手のぬくもりを感じてもらったりすることで安心感を得られるからだ。カウンセリングの目標は「自分の力で問題を解決する。それができることに気づいてもらう」。そのとき、心理士にはこんな役割がある。

「検査や治療を受けているときは、次に何が起こるか不安ばかり感じます。自分の体がつらかったり、思うようにならなかったりするときは、自分の持っている力を忘れがちです。闘病前の自分とつい比べて、『あれもできない』『これもできない』とマイナス面ばかり見てしまう。そんなとき私たちは、患者さんの持つ〝内なる力の種〟を探すお手伝いをします。種は誰でも持っている。私たちは、それを一緒に見つけ出し、水をやり、育てていきます」

これまで14年間、栗原さんはカウンセリングでおよそ4000人以上と話した。どの患者も自ら語ることで人生を振り返りながら、これまで起こった危機的状況をどんなふうに乗り越えてきたか思い出し、自分の持っている力を再認識した。

「どんな小さなことでも、自分の力に気づくきっかけがあれば自信を回復します。たとえ思うようにならない現状であっても、自分なりの折り合いをつけられるようになる。カウンセリングを通してみなさん見事に気持ちが変化していき、毎回驚いています」

家族や友人でなく、第三者に話すメリットはどんなことか。

「心理士は話し手にとって心地よい距離感を意識しているので、患者さんは心の中の大切にしたい領域をおかされる心配なく、自由に考えたり感じたりできます。カウンセラーは話し手の人生を生きることはできませんから、あくまでもサポート的な立場に回らざるをえない。こんな距離を保てるなら、ご家族や親しい友人に話すことでも心が楽になることはあります。でも、相手を励まそうとするあまり『そんな弱気でどうする』『そんなふうに思わないで』など、聞き手の考え方や感情、期待感をはさんでしまうと、話し手は気持ちを出せなくなってしまう。だから、ケンカになってしまうんですね」

ときどき、心理士に相談したが期待していたほどの効果を得られなかったという話も聞く。そんなときは、違う専門家を訪ねるのも一つの手だという。

「心理士によって患者さんに対するアプローチが異なったり、相性の合う合わないがあったりします。私もかつてカウンセリングを受ける側だったことがあり、5人のセラピストに会いましたが、『あっ、この人に引き続き話を聞いてもらいたい』と思える人は2人でした。その2人と話しているときは、自分に対する気づきが多く出てきたのです。そこで、人に紹介するときも『セラピストとの相性もあるので、とりあえず話をしてみたら?』ぐらいのニュアンスで勧めています」

最期まで納得のいく人生を送るために

心理士は、積極的ながん治療を中止する場面でも介入することが多い。栗原さんはこんな例も紹介してくれた。

＊

50代のB子さんは卵巣がんと診断された。かなり進行していたので、まず腫瘍を小さくすることを目的に化学療法を受けた。効果があれば手術で病巣を切除することも考えられたが、6ヵ月後のCT検査ではがんが大きくなり、腹膜と肝臓への転移も起こしていた。その結果を見た主治医は言った。

「次回から、緩和医療科の受診予約もしましょうか」

B子さんは、「緩和医療」と聞き、覚悟していたとはいえ自分の人生に限りがあると告げられたことを感じた。心がざわざわと波打ち、頭の中が真っ白になり、何も考えられなくなった。栗原さんの前に座ったとき、B子さんは小さな声で話し始めた。

「私はふだんから、新聞の切り抜き記事をスクラップにするなど、命に関する話題には正面から向き合ってきたつもりでした。でも、いざ自分の病状が快方に向かっていないと聞くことは、こんなにも気持ちが動揺するものなのですね。思っていたより薄っぺらい覚悟だったなと気づいたら、これまでの生き方にも自信がなくなりました……」

カウンセリングで人生を振り返りながらいろいろな話をするなかで、栗原さんは「一番大切に思っている娘さんにメッセージを書いてみませんか」と勧めた。そこで、B子さんは大学ノートを買ってきて、思いついたまま書き留めた。たとえば、母として娘さんをどう思っているか、女性として生きていくうえでこういうことを大事にしてほしい、友人や恋人に対してはこんなところを見てほしい……。さらに、夫へのメッセージや自分の葬式の希望や写真についても書いた。ページが進むにつれて、心の波風はおだやかになった。ある日、B子さんは栗原さんと夫にこう聞いた。

「私、自分の人生と向き合ってきたと思う?」

「かなり、向き合ってきたと思いますよ」

栗原さんが答えると、夫もそれに続いた。

「すごく、向き合ってきたと思うよ。これまで生きてきた足跡や死に対してどう向き合おうとしたか、僕ら家族に対する思いなど、ノートにしっかり表れている」

「そう、よかったわ」

B子さんは安心したようにつぶやいた。数時間後、急に呼吸状態が低下した。主治医は容態の変化を聞き、病室へ急いだ。その腕には三線《さんしん》（沖縄奄美の弦楽器）が抱えられていた。実はB子さんが元気なころ、主治医はこんな頼みごとをされていた。

「先生、ご趣味の三線で、今度、私のために一曲弾いてくれませんか」

処置後、B子さんの枕元で、主治医の弾く『童神《わらびがみ》』の曲が静かに流れると、家族や親族から歌声が聞こえた。1番が終わったときB子さんは亡くなっていたが、主治医はそのままお別れの意味を込めて2番まで弾き続けた。曲を終え三線を置くと、主治医はペンライトで瞳孔を見て脈を確認し、静かに頭を下げて部屋を出た。

＊

がん医療では「緩和医療」という言葉に二つの意味がある。①がんは進行するにつれて、痛み、呼吸のつらさ、体のだるさなど、いろいろな症状が出てくる。こうした症状を緩和させ、体と心をラクにしながら日常生活を送ることができるよう、早い時期から外科、内科などの専門診療科と緩和医療科を受診する、いわば『併診』の形をとることがある。②積極的な抗がん剤治療を続けたら、かえって体に対する負担が大きくなると医師が判断した場合、〝がんと闘う医療〟から〝体を大事にするための医療〟へ移行する。B子さんの場合は②だった。

自分のサポートを受けた経験がきっかけ

いまは相談を受ける側の栗原さんも、かつて患者の家族として心のサポートを受けたことがあった。父親ががんになり、病状が進行したときだった。

「そのころの私は『父に対して何もできない』という思いで心がいっぱいでした。でも、当時ホスピス啓発の中心的存在だった看護師の季羽倭文子《きばしずこ》先生（現ホスピスケア研究会顧問）と2時間ほど話をさせていただいたことで、『私にはあんなこともできる』『こんなこともできる』と気づくことができたのです。とても気持ちが楽になりました」

この経験が、栗原さんの人生を大きく変えた。

当時はニューヨーク大学大学院で社会学を専攻していたが、病院の中で患者や家族の相談を受ける仕事に興味を持った。アメリカの医療機関ではソーシャルワーカーが患者の心のケアを担当する。そこで、ソーシャルワークを学ぶために、別の大学院に再入学した。コロンビア大学大学院では講義のほかに病院での研修が組み込まれ、実務経験を積むことができる。栗原さんはニューヨーク州のカルバリー病院（約200床）で、週3日、研修を受けた。がん終末期・緩和医療専門病院だった。

「最初は『英語が母国語でもない日本人に、闘病中のつらいお気持ちの話なんてしてくれるのだろうか』と不安でした。ところが、患者さんは本当にたくさんのことを懸命に話してくれたのです。私は夢中で緩和ケアやカウンセリングを勉強していきました」

卒業後、ニューヨーク州から「臨床ソーシャルワーカー」の資格認定を受け、カルバリー病院で働いた。その後、静岡がんセンターで仕事に就くことになり帰国した。いまはソーシャルワーカーの仕事でとても大切な心理ケアの部分を専門に担当するため、「心理療法士」と呼ばれている。患者やその家族だけでなく、院内の医師や看護師など医療スタッフからも相談を受ける。

「『つらい話ばかり聞いていて、苦しくなることはないですか』とよく聞かれますが、そんなことはありません。カウンセリングでは、どの話の中にもその方のしなやかさ、強さ、優しさなど、いろいろな思いが見えて、その懸命な姿に心を動かされるからです。病状が進行していくと、仕事や肩書きなどの〝飾り〟が剝ぎ取られ、『ありのままの自分』が現れる。患者さんがそんな自分自身と向き合う姿を前にしたとき、人間の強さや潔さをあらためて教えられ、頭の下がる思いがします」

休日は、ときどき自宅近くで坐禅を組むことがある。きっかけはニューヨーク在住時、マンハッタンから車で2時間半のところに臨済宗の禅堂があり、7日間の接心を受けたことだった。接心とは昼夜を問わず、禅に専念すること。このとき、栗原さんは自分の心の変化に気づいた。

「接心中は朝4時半起床、夜10時半就寝でした。1、2日目は足腰が痛くてつらかったり、雑念が頭の中にあったりしましたが、3日目になると自分の心が静まり、自然の音だけが聞こえるようになりました。自分は生かされていると実感でき、さまざまな感謝に心が満たされます。何度も坐禅をしているうちに、『人生はシンプルに考えないと』『何が起こっても、人生にはそれぞれ流れがある』などの気づきが多くなり、その考え方はいまの臨床を支える土台になっています」

そんな栗原さんにこんな質問をしてみた。

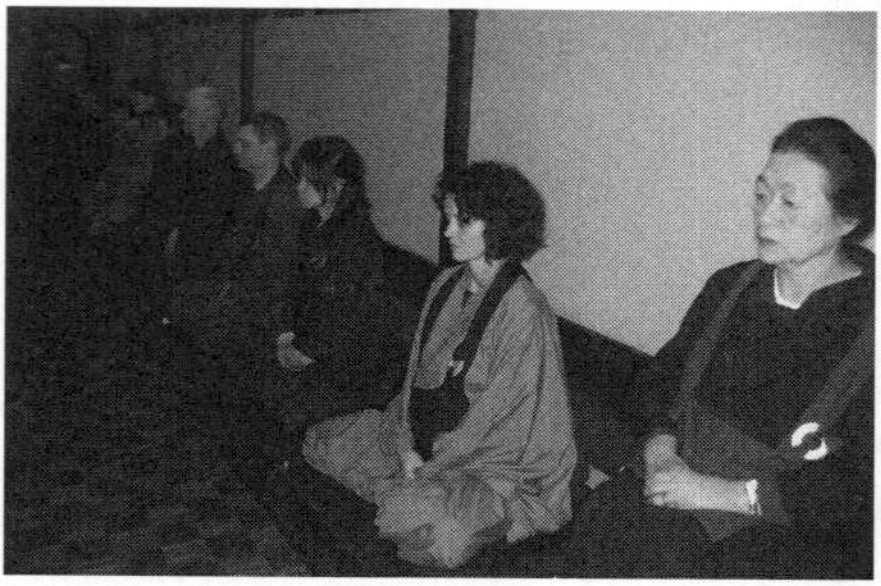
栗原さんが通ったニューヨークの禅堂、正法寺の接心の様子。(写真提供・New York Zendo Shobo-ji)

——苦しい闘病生活を送っている人は、思わず早いお迎えを望んでしまうことがあるかもしれません。そんな人にはどうメッセージを送ればいいですか？

「命の終わりは、私たち人間が決めることではありません。命自身がその時を持っているからです。与えられた命を生き切るためにはどうすればいいか、私たちカウンセラーは一緒に考えます。家族や周囲はその生き抜く姿勢を見ている。そしてそれを人に見せることも、人生の中では大切な仕事です」

　この言葉は、闘病中の患者やその家族だけでなく、全国の子供たちにもぜひ伝えたい。生きるうえで苦しいことやつらいことがあったら、身近な友人や心の専門家に相談してほしい。その一言があなたの気持ちを楽にして、明日に向かう扉を開いてくれる。

※がんに詳しい心理士を探すには：国立がんセンターHP・がん対策情報センター「病院を探す・緩和ケア病棟のある病院」の病院情報を参照

医療ソーシャルワーカー

見過ごしてはならない
看病する家族の心のケア

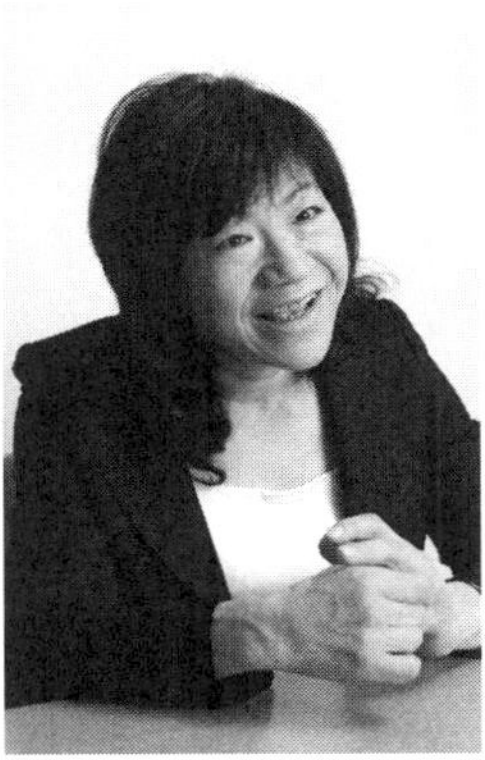

田村里子さん
東札幌病院診療部Ⅱ副部長MSW課課長併任

1957年生まれ。北星学園大学社会福祉学研究科（社会福祉専攻）修士課程修了。85年から東札幌病院勤務。93年から現職。北星学園大学社会福祉学部非常勤講師。

家族が抱える悩みも相談できる

がんのように命に関わる病気になったときは、患者だけでなく、その家族も病と向かい合う。予期せぬ問題や治療に関する数々の疑問にぶつかり、悩みや苦しみを一緒に背負う。看病する家族ならではの相談ごともある。たとえば――

▽患者にがんを告知したほうがいいと思うが迷っている

▽看病について、親子間、兄弟間で意見が分かれる

▽余命が短いと言われ、誠心誠意、看病してきたが疲れてきた。が、家族である自分がそんなことを思うなんて許せない

▽どんな葬儀をしてほしいか患者に聞いてみたいが、まさか家族がそんなことを言い出すのは不謹慎だ、など。

医療ソーシャルワーカーの田村里子《たむらさとこ》さんは言う。

「患者さんだけでなくご家族も闘病に関する疑問や悩みがあるときは、ぜひ私たちに声をかけてほしい。どんなことでもいいから、胸に抱える思いを話してくだされば、解決の糸口が見つかるかもしれません」

田村さんの勤務する東札幌病院（札幌市）では、「疾病部位だけでなく、患者の心も暮らしも支える」という方針で「家族のケア」が重視されている。その理由とは――。

「患者さんとご家族はユニットだからです。家族というのは、お互いが自己の存在や自分自身（アイデンティティ）をもっともよく確認しあえる関係ですが、普段はあまりそのことを意識しません。でも、闘病という特殊な状況に置かれると、家族は深い絆で結ばれていると初めて気づく。そんな関係を意識すると、患者さんと同じようにご家族のケアも大切なことがよくわかります。診察でよく使われる『患部だけを診るのではなく、体全体を診る』という言葉と同じですね」

家族から田村さんに多く寄せられる悩みの一つに「告知をどう考えるか」がある。最近、患者に対するがんの告知は一般的になり、患者自身もそれを望む人が増えた。が、それでも家族は「本人にとって、本当はどうすれば一番いいのだろうか」と深く考え込むことが多い。その結果、「本人は告知してほしいと言っているが、精神的に弱い人だから」と情報を出さずに隠したり、「最後まで悪いことは伝えず、私が守り通してあげる」と家族が情報をコントロールしたりすることもある。それも短絡的な発想ではなく、「これは家族会議を何度も重ねた末の決心なんです」と田村さんは家族の思いをしばしば打ち明けられたそうだ。

以前、田村さんらは日本生命倫理学会で、「告知について家族が前向きになれないのは、患者を支えていけるかという不安を抱えるからだ」と発表した。

「ご家族は患者さんに『がんの告知はしたほうがいいだろう』とは思っていらっしゃいます。でも、その後の患者さんの感情の揺れ動きを受け止めることができないとも感じているのです。このため情報をすべて開示することを避ける。でも、病院にはそういった患者やご家族の気持ちを支えるスタッフがいることを知ってほしいですね」

病名の告知というのは、そもそも、患者が納得のいく治療を受け、最後まで自分の人生をつくっていくためにおこなわれるようになった。自分の将来について何も知らされないまま過ぎ去った時間を、あとで真実を知ったときに取り戻すことはできない。「患者は予後の厳しさに耐えられないのでは」と家族が心配しても、実際は本人の意識と他者から見たイメージがずれていることもある。だからといって、「患者本人への告知は、絶対にすべき」と〝べき論〟で語る意見に対しては、田村さんは「そのためには、ご家族の気持ちの受け皿についても考えなくてはいけない」と主張する。

両者が気持ちの余裕を持てるように、医師とともに告知を工夫することもできる。数段階に分けて予後の厳しさを伝えて、さらに伴走者がいることも認識してもらう。

①どうも、体から完全にがんを排除するのは難しいようだ

②どんなふうに、病気と折り合って暮らして生きたいか

③そのためには、生活をどう変えなくてはならないか

④新しい生活に問題点はあるか、どう解決しようか

⑤やりたいことと、そのプライオリティは

「順を追って、現状と希望や計画のずれを修正するのです。さらに、本人の受け止め方を見ながら医師から病状説明を加えると、事実を落ち着いて受け止められますね」

と田村さんはアドバイスする。

家族が予期悲嘆に遭遇したとき

予期悲嘆というのは、患者の予後が厳しいことに家族が直面し、あれこれと将来を考えるうちに、まさに患者を失ってしまったような喪失感に襲われることだ。患者の顔を見たり病院に行ったりすることができないばかりか、一日中、部屋に閉じこもってしまうこともあるという。

田村さんはこんなケースを紹介してくれた。

＊

管理職だった50代の会社員は、ある日、膵臓がんと診断され入院した。ＣＴ検査の結果、すでに腹部にがんが散らばる腹膜播種《はしゅ》の転移を起こしていたことから、主治医は「病気の進行が早いので、残された時間が短いかもしれないですよ」と妻のＡ子さんに告げた。

Ａ子さんは毎日、午前中の早い時間に夫を見舞った。病室ではいつも夫を元気づける言葉をかけていたが、そのたびに、自分のことも励ましていたのだろう。ある日、自宅に帰る道すがら、突然、緊張の糸がプツンと切れて涙が止まらなくなってしまった。翌日からどうしても病院へ行く気持ちになれず、代わりに娘が見舞いに行くようになった。

心配した夫は、「妻が来たら、ソーシャルワーカーの田村さんに面談してもらいたい」と看護師にお願いした。数日後、Ａ子さんが来院すると、田村さんは面談室で向かい合った。Ａ子さんはうつむいたまま言葉を探すように、ゆっくり話し始めた。

「これまで28年連れ添った夫がいなくなってしまうんだと思うと、もう生きていけないという気持ちでいっぱいになって。私も一緒に連れて行ってほしいぐらいです。でも、こんな弱音を吐いたら、夫が心配します。そう思うと、気持ちのバランスが取れなくなって夜も眠れず、買い物に行くことすらできなくなってしまいました」

田村さんが声をかけた。

「これまでお一人でがんばって来られて、おつらかったですね。ここではお気持ちを自由にしてくださって構いません。涙を流して、心を解きほぐすことも大切です」

A子さんの目からは、みるみる涙がこぼれて止まらなくなった。

予期悲嘆は多くの家族が経験する。それは将来に向けて気持ちを整理する準備期間で、予期悲嘆がなかった場合、あるいは、そんな感情を持つことを自分で許容できず、悲しみを心の奥底に閉じ込めた場合、患者が亡くなったあと悲しみが長引き、新たな踏み出しのきっかけをつかみにくくなる。

こんなとき、ソーシャルワーカーは家族の話を十分聞き、その気持ちと日常の暮らしにどう折り合いをつければいいか一緒に考える。たとえば、病院へ通う以前は、どんな楽しみを持っていたか思い出す。心の休息を取ってもらうためだ。

田村さんはA子さんに提案した。

「一日、お好きなことをしながら、ゆっくり過ごしてみたらいかがですか」

その言葉を聞いたA子さんは夫にも勧められて、その週末、久しぶりに映画を見に行った。何も考えられず、ぼんやりとスクリーンをながめていただけだったが、その夜は睡眠薬を飲まずにぐっすりと眠れた。翌日の月曜日の来院時、

「この前はありがとうございました。おかげで気分が少しよくなりました。私はいつのまにか、看病で本当にくたびれていたんですね」

と話してくれた。

＊

予後が厳しい場合は、毎日、家族も神経を張り詰めて暮らしている。そんなときは、一日でも、心を解放したほうがいい。

「家族が生き生きとしている姿を見るのは患者さんにとってもハッピーです。ご家族の来院がないことを患者さんが不安に思うような場合は、『おうちの方も、たまにはお休みしたいですよね』など看護師と声をかけて、理解を求めるための橋渡しをします」

在宅介護の場合は、家族のレスパイトケア（小休止）として、１週間程度の入院を勧めることが多い。

遺族が新しい人生を踏み出すきっかけをつくる

ソーシャルワーカーが待機する相談室は家族が本音を吐き出せる場所でもある。家族の中には、来院するたびにスタッフに声をかけていく人も多いそうだ。特別な話がないこともある。季節の話題、日常生活のこと、テレビニュースのこと……。

「何かつらいことがあったり、困ったことがあったりしたときは、相談室で話せばいい。そう思うと、気持ちがホッとする」

そうつぶやく家族は多い。患者が亡くなってからも連絡してきたり、「近くまで来たから、スタッフの顔を見に来た」と立ち寄ったりする人もいるそうだ。

田村さんは、こんな例も紹介してくれた。

*

60代の男性Bさんの妻は子宮体がんと診断され、手術で子宮と卵巣・卵管を摘出し、さらに、骨盤内や傍大動脈《ぼうだいどうみゃく》リンパ節を切除した。が、その後転移が見つかり、治療のため東札幌病院に転院した。一人娘は地方に嫁いだので夫婦二人暮らしだったが、二人の折り合いは悪かった。とくに、妻のほうが夫に対して態度を硬くしていた。入院当時から、妻はベッドで田村さんに何度もこうつぶやいた。

「夫はいばってばかりで、何もできないのよ」

「夫はいつでも自分のことが一番大事で、私のつらさなんてわかろうともしないの」

「結婚生活の中で、離婚を考えたことなんて数えきれないわ」

Bさんも妻の気持ちには気づいていたが、仕事一筋で生きてきたため、どう対応していいか、皆目見当がつかなかった。それでも、Bさんは毎日病室を訪れた。が、妻は事務的な会話しかしない。仕方なく帰りぎわ、相談室に立ち寄ってはスタッフに「妻はあなたには本当の気持ちを話しているのではないか。どう言っていたか」と聞いていた。

そこで、ソーシャルワーカーとして、Bさんの不器用だけれど妻を思う真摯な気持ちを支えることが必要と判断し、チャンスがあればその気持ちを妻に代弁した。

しばらくして、妻がこんなことを言った。

「離婚しようと思っていたけれど、40年以上も一緒に生活してきたのだから、やっぱり夫を残して行くのはつらいわね」

この言葉を聞いたBさんは、少し安堵したような表情だったという。

その後、しばらくして妻は亡くなったが、四十九日を過ぎたあとも、Bさんは「近くまで来たから」と言って、ときどき相談室を訪れた。田村さんらはそのたびに歓迎し、話に耳を傾けた。やがて、一周忌を過ぎたころ、訪問がほとんどなくなった。うまく日常生活に戻ったからだった。

＊

このケースについて、田村さんは説明する。

「夫が妻にとっていい人に変わったほうがいいとか、妻は最期に夫を許すべきとか、そういうことが大切なのではなく、あるがままの姿をお互いに受容しあうことが納得のいく看取りになる。ソーシャルワーカーとして、そう感じたのです」

患者が亡くなっても遺族をケアする大切さについては、

「看病とは、子育てのように相手が成長するわけでもなく、仕事のように成果が見えるものでもありません。患者さんが不治の病の場合は、ご家族にとって愛情を注いでいた対象がいなくなってしまう、いわゆる喪失体験になります。悲しみが高まりすぎると、目の前のことに集中できなくなったり、買い物に行っても同じ商品を何度も買ってしまったり、ふとしたときに涙が止まらなくなったりする。そのこぼれてきた感情を両手で受け止めるのが私たちの役割です」。患者が亡くなったことを家族が受け止めるためには、そのときのことを思い出して語り合うことのできる人が必要になる。最期の看取りに対する自責の念や悔いも、人に話してみると、別の価値観を見出すきっかけになるからだ。それが、悲しみを昇華させるためのプロセスになるという。

そこで、2005年から東札幌病院では患者の四十九日が終わったころに、茶話会の案内を遺族に送っている。毎月第三土曜日午前中、院内の屋上庭園に紅茶とお菓子を用意して、ソーシャルワーカーとボランティアと数人の遺族が集まり、静かにしっとり話す。遺族はとても満足した時間を過ごせたと喜んで帰っていくそうだ。

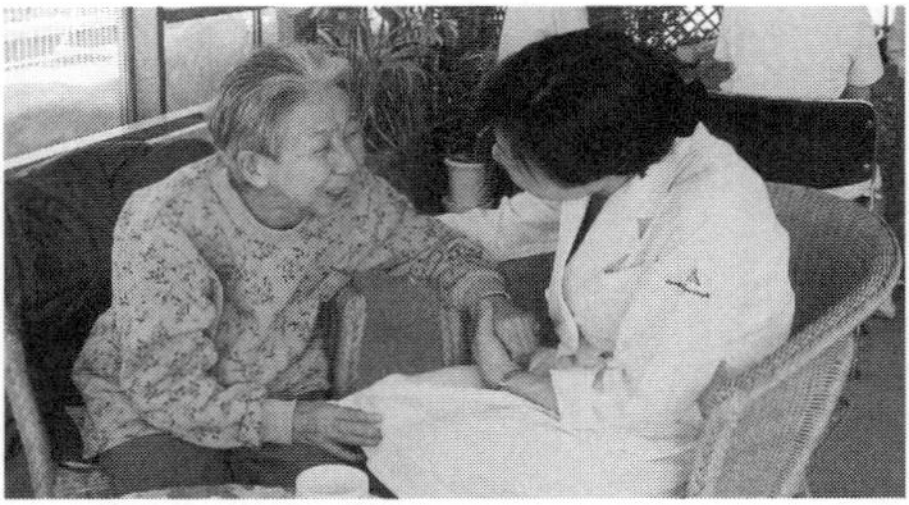

亡くなった患者の四十九日後の茶話会は、遺族が胸にためていた思いを語り悲しみを昇華させる機会に

「以前は毎年1回、大規模な遺族会を催していました。院内のホールにご遺族が100人以上集まり、病院やご遺族のスピーチがあったり懇談の時間があったりと、いわゆるイベントのような会でした。でも、あまりにも来場者が多くなりすぎて、せっかくご遺族がお見えになってもスタッフとお話しされないままお帰りになってしまって。そこで

語り合うことを大切にできるよう、場を必要とされている方だけが集まる小さな会を持つことにしたのです」

数年前から、イギリスの医療現場で「ナラティブ・ベイスド・メディシン(Narrative Based Medicine=患者の物語に基づく医療)」という動きが始まった。これは、「患者や家族のことは、その本人が一番よく知っている」という考え方を基本概念としたもの。相談者が、聞いてもらうことを意図して自分の悩みや苦しみを語っていくなかで、その内容や言葉の意味に自ら気づき、そこから新たな価値やアイデアが生まれ、最終的には相談者自身が解決方法を見出すという考え方だ。

ソーシャルワーカーに相談することも、小さな茶話会や患者や家族の会に参加することも、ナラティブ・ベイスド・メディシンの考え方と同様、相談者が自分の思いや気持ちを語る機会になる。

「患者会のようなグループではメンバーが共有の体験をしているので、それぞれがお互いを支えあっています。以前の自分と同じような状況で悩んでいる人を励ますことができ『もう何もできないと思っていた自分には、まだそんなエネルギーが残っていたか』と気づいて、驚かれる人もいるようです」

インターネットの掲示板やメールなども、家族の気持ちを支える有効な手立てとなるだろう。

全国の病院にソーシャルワーカーを常勤させるために

これまで、田村さんは20年間で一万組以上の家族の物語を見てきた。

たとえば、夫婦二人三脚で事業を興したにもかかわらず、妻ががんになってしまい悲嘆に暮れた夫、最期まで「身勝手な父」との和解ができず苦悩した息子、死んでいく母によって断絶していた関係が修復された姉妹など、そのたびに田村さんは「『患者と家族』『家族のケア』について深く考えさせられた」という。

田村さん自身は、夫、高校生と中学生の2人息子の4人家族で暮らしている。

「子供の頃から、家族との葛藤も人並みに経験してきましたが、私にとって両親や兄弟はかけがえのないものです。結婚後のいまの家庭では、家族というのはお互い応援できる存在であればいいなと思っています」

子供たちが生まれる前から、ソーシャルワーカーの仕事をしているので、息子たちは母親が仕事をとても大切にしていることはよくわかっている。

田村さんがこの仕事に感じる魅力、それは「人と出会うことであり、そこに生きる喜びを感じてやまない」と話す。

「昔、私は旅をすることが大好きでした。見知らぬ土地で初めて会った人々は、私を自然に受け入れ、すっと懐に入れてくれて、人生の一部を垣間見せてくれた。人と出会うことで、私は何度も全身を揺さぶられるような感動に出会いました」

こんなふうに人と出会う仕事をしたい、できれば生きることの集大成の場でもある「ホスピス」でできないかと思っていたとき、新聞や本などでソーシャルワーカーの仕事を知った。すでに会社勤めをしていたが、25歳のとき、ホスピスケアのソーシャルワーカーを目指して北星学園大学社会福祉学部に学士入学する。そのころ、地元の東札幌病院でホスピスケア病棟が新しく設立された。田村さんは「ぜひ、ここで研修させてほしい」と院長に手紙を書き、学生時代から現場実習をした。卒業後は正職員として勤務に就き、2007年には20年目になる。1993年からは管理職も務める。

東札幌病院は1983年の設立時、全国に先駆けて院内の相談室にソーシャルワーカーを常勤させた。しかも当時の石谷邦彦院長（現在は理事長）は相談室を「病院と地域を結ぶ窓口」として、病院の利用者以外の市民にも広く門戸を開いて、いろいろな悩みや相談を無料で受けてきた。とくに、がんの緩和ケアについては、公共機関が相談先としてこの病院を紹介するので、いまでも全国の患者から相談の電話が鳴る。

「私たちは可能な限り対応する姿勢で臨んでいますが、年々、相談数が増え続けています。ほかの病院にもソーシャルワーカーは配置されていますが、大きな病院に1人の配属といった状況なので、本来の相談業務ができていないからですね。たとえば、ベッド数当たり何人のソーシャルワーカーを配置するなどの人員を定めたり、緩和ケアチームにはソーシャルワーカーを必ず加えるなどの規定をつくったりして、きちんと相談を受けられる体制をつくったほうがいいと思います。そのためには、患者さんやご家族が『医療にはソーシャルワーカーが必要』と声をあげていただくことも、その後押しになるのではないでしょうか。医療者側にも、対応する役割や責任があると思います」

多くの家族は忙しいスタッフにそんな悩みを相談するものではないと思っているかもしれない。でも、心の苦しみは声をあげて発信しないと気づいてもらえない。

ソーシャルワーカーを育てることも急務だ。田村さんも母校の大学で医療福祉論を教えるために教壇に立つ。

「この仕事に向いているのは、人間に関心のある人ですね。まず自分はどんなことを大事にしているか、自己の価値観に気づくこと。そこから他者に対する理解が生まれます。また、ソーシャルワークは人と暮らしの問題を扱うので、世の中の動きに敏感になってもらいたい。厚生労働省の施策と患者さんが求めている現状の差などに、いつも目を向けておかなければ仕事にならないからです」

人とのコミュニケーション力も必要だ。田村さんは大学の生徒を見ていて、「コミュニケーションによる衝突をこわがる人が増えた」と感じている。「いつも隣同士で授業を受けているのに、『ディスカッションで本音を聞けてよかった』という感想文を書いてくる。そういう体験が少なすぎるのね」と驚きを込めて話す。田村さんは自分を「対人関係が上手とは決して思わない」と言う。「でも、人とつながることが好きなんです」と言葉を加える。

この仕事を通して、見つめてきた生死について田村さんは話す。

「私はいつも生命の限られた患者さんと過ごしているなかで、『いまこの一瞬は二度とない』『いまこの一瞬に価値がある。いまを集中して生きたい』と思っています。昔、息子とミュージカル『森は生きている』を観劇したとき、歌の中に『一瞬のいまを千秒にも生きて』というフレーズが出てきたのですが、その歌詞は私が大切にしたいと思っているごとを見事に表現していました。人それぞれ、自分の中の時計の針が動くスピードは違うと思いますが、患者さんにとっても、私にとっても、いまは今でしかない。そんな歌詞のように生きられたらいいなと強く思っています」

最後にこんな質問をした。

——ホスピスの概念では「人生で生きがいを持てた人、自分の生きてきた道のりを肯定できる人、いろいろな波を乗り越えて『十分、生きたなあ』と思える人は、その延長線上として充実した最期を迎えられる」と説きます。とはいえ、人間みなそうではなく、生きがいを持てず、自分の人生を肯定することもできず、それでもこのまま死にたくないと苦しむ人もいる。そんな人にはソーシャルワーカーとして、どう声をかけますか？

「死にゆくことは自然で、でもどれひとつとして同じものはありません。死はこうあるべきなどということは不遜な表現だと思います。生きることを積み重ねてこられたお一人お一人の人生はみな尊敬できると、その方に合わせて私なりの言葉で伝えます」

ソーシャルワーカーは相談者の語りに静かに耳を傾けながら、どんな人生に対しても共感するという姿勢を示す。だから、ソーシャルワーカーと話をすると心が癒される。

音楽療法士

ホスピス病棟に流れる音楽が
傷ついた心に安息と生の喜びを与える

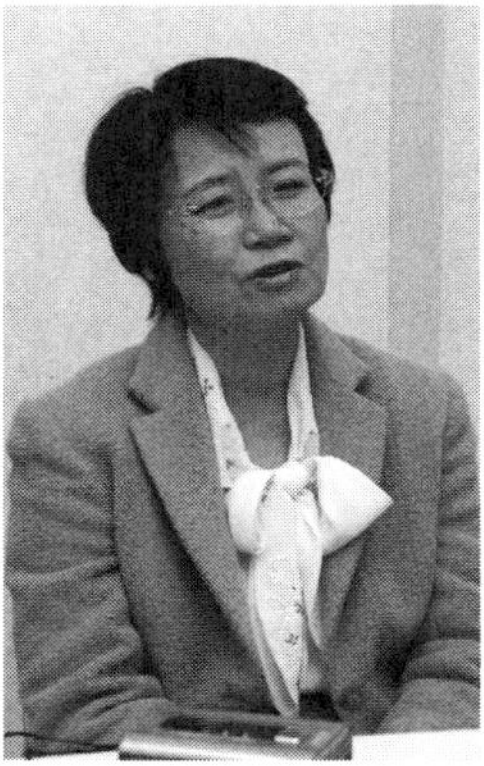

新倉晶子さん
救世軍清瀬病院看護部

1953年生まれ。東京音楽大学声楽科卒。91年救世軍清瀬病院緩和ケア病棟で看護助手となる。92年音楽療法士を兼任、95年同棟および同院老人介護強化病棟にて音楽療法専任になる。99年からはフリーとして有料老人ホームなど多くの施設で活躍。日本終末期・緩和ケア臨床音楽療法士連絡会代表。共著に『音楽療法の実践―高齢者・緩和ケアの現場から』（春秋社）。

音楽療法とは心おだやかなひとととき

救世軍清瀬病院《きゅうせいぐん》（東京都清瀬市）は、聖隷三方原病院《せいれいみかたはら》（静岡県浜松市）、淀川キリスト教病院（大阪市）に続いて、1990年全国で3番目に緩和ケア（ホスピス）病棟として認定された。1992年からは緩和ケア病棟の末期がんを対象にした入院患者と家族の心のケアとして音楽療法を取り入れている。当時、音楽療法は精神科領域や養護学校の授業ではすでに導入されていたが、緩和ケア領域では全国で初めてだった。現在ではその効果を生かして、慢性の病気を抱える高齢者対象の長期療養病棟でも実施され、3人の音楽療法士が活躍している。

緩和ケア病棟（25床）では、毎週1回、新倉晶子《にいくらあきこ》さんが担当する。午前中は個室を回りながら患者の体調や気持ちに合わせて10分~1時間程度、午後はデイルームでグループセッションを1時間開く。この病院では、音楽療法の時間を「ミュージックタイム」と呼び、個別でもグループでも患者からのリクエスト曲を中心に、新倉さんがオートハープやキーボードピアノで弾き語りする。ある日のミュージックタイムを見学した。

＊

この日、新倉さんのキーボードによるBGMに誘われて、ホスピスに入院する12人の患者のうち4人とその家族がデイルームに集まってきた。新倉さんは患者ひとりひとりに挨拶しながら、朝と昼のカンファレンスで得た情報をもとに、参加者の表情や体の様子を確認する。それが終わると、キーボードピアノに戻って言った。

「そろそろ始めましょうか。Aさん、みなさんより先に2曲、リクエストにお応えしましょう」

新倉さんは、他の参加者より体調があまりすぐれないAさんを気遣った。デイルームのテーブルには、手づくりの青い表紙の唱歌集とピンクの表紙のポピュラー音楽集が置いてある。Aさんが黙ったままなので、今度は前方に座っていたB子さんに声をかけた。

「シャンソン、お好きでしたよね」

付き添いのボランティアがB子さんのために曲目集をめくると、あるページでB子さんが目をとめて、『忘れな草をあなたに』と小声でつぶやいた。新倉さんはその言葉を聞き取ると、キーボードピアノで前奏を弾きながら、しっとりした声で歌い始めた。

「別れても別れても、心の奥に、

いつまでもいつまでも、憶えておいてほしいから」

私にはその場の空気が一気にじんわり温かくなったように感じられた。周囲を見回すと、みな静かに聴き入っている。

新倉さんは歌い終わると、今度はご家族と一緒に座っているCさんに声をかけた。

「今日はどんな曲を聴いてみますか」

「夫婦でいつも歌っている思い出の歌がある。村田英雄の『夫婦春秋《めおとしゅんじゅう》』なんだ」

とCさんが言うと、新倉さんは、

「あら、そう！　うらやましいわ！」

と大きな声で答える。まもなくキーボードピアノの音が聞こえて、歌が始まった。

「ついて来いとは言わぬのに、だまってあとからついて来た～」

曲に合わせてCさんが口ずさむ。私たちも何となく誘われるように口を動かした。歌が終わると、新倉さんがCさんとたわいないおしゃべりを始めて、笑いを誘った。新倉さんの気取ったところがない親しみやすいキャラクターが参加者に安心感をもたらす。

その後も、『みだれ髪』『椰子の実』『悲しい酒』『酒場にて』『酒と泪と男と女』『涙《なだ》そうそう』『冬の夜』『みかんの花咲く丘』など、１曲終わるたびにリクエストが出され、またたくまに1時間が過ぎた。

印象的だったのは、私と同じテーブルに座っていたD子さんの心の動きだった。最初の30分ぐらいはうつむいたまま顔の表情がまったく動かない。「どこか痛いのかな」と気にしていたら、『悲しい酒』を聴いたあたりから、表情が柔和になった。やがて、「私も聴きたい曲があるわ」とリクエストを出すようになり、ミュージックタイムの終盤にはD子さんも曲に合わせて口ずさんでいたほどだった。

この小さなできごとに、私は言葉にならないほど大きな衝撃を感じた。

最後はキリスト教の病院であることから讃美歌『慈しみ深き』を全員で口ずさみ、解散した。歌と笑いに包まれた、心おだやかなひとときだった。

イマジネーションとリラックスの効果

ミュージックタイムには、音楽が好きな患者のほか、精神的につらかったり不安だったり、さみしいので誰かそばに寄り添ってほしいと思ったりしている患者が参加する。本人が希望することもあれば、スタッフが勧めることもある。

患者にとって、それはどんな時間だろうか。新倉さんは言う。

「音楽によってもたらされる効果はいろいろあります。患者さんの人生経験だけでなく病期によってもそれぞれ違いますが、どの方でも病気による憂鬱から解放され、リラックスした気分になれるようです。とくに、緩和ケア病棟の生活はベッドに寝ていることが多いのですが、ミュージックタイムではほかの参加者と一緒に曲を聴くことで会話が生まれ、たわいない雑談にうなずいたり笑ったりすると、入院前の日常に一瞬でも戻ることができます」

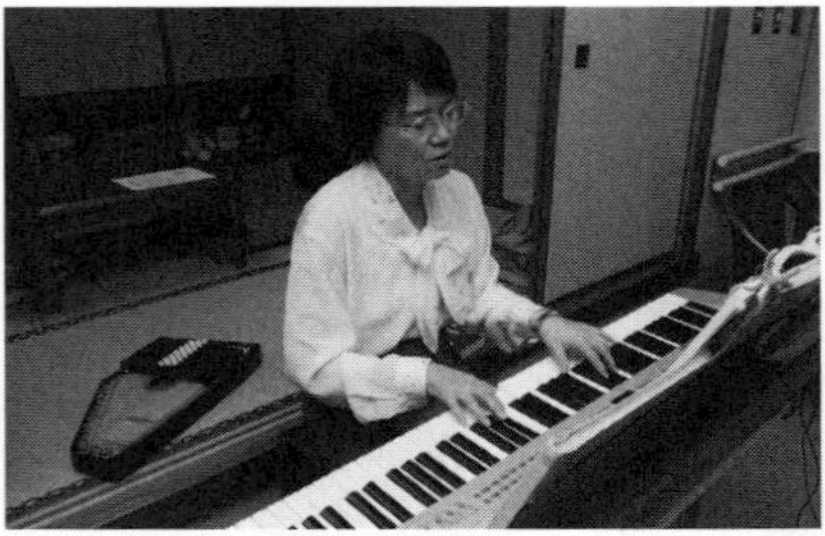
新倉さんが演奏できる曲は約1000曲

肝臓がんが脳転移して会話と表情を失った男性のために、新倉さんが男性の好きだったスメタナの『わが祖国』を無伴奏で歌ったことがあった。次の病室訪問でも同じようにしたところ、その途中で突然、男性が「タバコ」と言い出し、翌日には喫煙所でおいしそうにタバコを吸っていた。新倉さんは説明する。

「失恋した時期に聴いた曲が流れると悲しかった気分を思い出すように、音楽には記憶を引き出す効果があります。イマジネーションをかきたてることもできるのでベッドに横たわっていても歌詞を聴きながら『こんな恋愛したいなあ』『みかんの香りが匂う段々畑に行ってみたいなあ』と非日常のイメージを膨らませていく。音楽を通して自由に感情を味わったり楽しんだりできるので、みなさんからそのとき聴きたい曲をリクエストしてもらっています」

参加者が曲を選ぶための曲目集は、「ふだんの生活で聴く音楽」を中心にした。たとえば、かつて流行していた歌謡曲、幼い頃におかあさんが歌ってくれた童謡、映画音楽、クラシックなどで、新倉さんは約１０００曲を演奏することができる。

音楽には感情のとどこおりを溶かす働きもある。私たちはなにか嫌なことがあると、心の中に感情がとどまってしまう。とくに、体の痛みやだるさ、心のつらさがあるときはそのことばかり気になり、体や心に抱えたままになる。そんなときに音楽を聴くと症状の緩和や軽減につながることもあるという。

「気分転換やリラックスすることで症状に対する気持ちが薄らいだり忘れてしまったりするからですね。睡眠障害を訴えていた方が音楽を聴きながらぐっすり眠ってしまうこともよくあります。とはいえ、痛みの緩和や症状軽減を目的にすると、かえって患者さんの抱える気持ちを見過ごしてしまう。一緒に時間をともにしながら、言葉にならない心の声を汲み取ることが大切です」

言葉にならないコミュニケーションがとれる

音楽によって、これまでの人生を振り返ったり、自分でも気づいていなかった感情を発見したりすることもある。人と人との関係が深まることも多いそうだ。新倉さんはこんな例を紹介してくれた。

＊

喉頭がんの手術を受けた60代の男性Aさんは術後の経過が悪く、あと半年の命と告げられていた。緩和ケア病棟に入院したばかりのころは、実の妹から電話があっても「見舞いにこなくていいよ」と投げやりな返事をしたり、スタッフと話をするのを拒んだりするなど、いつもイライラしている様子だった。

しばらくすると、Aさんの部屋に膵臓がんのBさんが入院してきた。ふたりとも愛煙家だったので、AさんとBさんは喫煙所でタバコを吸いながら、自然にいろいろな話をするようになった。演歌好きのBさんは入院時から音楽療法のグループセッションに参加していたので、ある日、Aさんに「ミュージックタイムに行かないか」と声をかけた。すると、「俺は入院したときから、いつもここ（ベッド）で新倉先生の歌声を聴いているよ。ここなら他の人の話し声や笑い声を聞かずに、俺の好きなように音楽を聴けるんだぜ」という答えが返ってきた。この会話を聞いた新倉さんは「AさんもBさんも音楽がお好きなら、おふたりだけのために特別な時間をつくりましょう」と提案し、週1回、ふたりの部屋を訪問することになった。

Bさんは演歌をリクエストしながら「先生は声がきれいだから、演歌を歌ってもド演歌にならないね。でも、心がこもっているからいいよ」と、いつも笑っていた。その歌声に、Aさんもじっと耳を傾けた。Aさんは入院当初、車椅子に20分しか乗れなかったが、Bさんと一緒にリハビリするようになってからは、杖をついて歩けるようにまでなっていた。楽しいひとときが続いていたが、2ヵ月後、Bさんは亡くなった。

Aさんが部屋でひとりになっても、新倉さんはオートハープを持って訪問した。そのたびに、Aさんは北島三郎の『与作』『北の漁場』の歌をリクエストし、それを聴くうちに、少しずつだったが、これまでの人生についてポツリポツリと話し始めた。

「昔、俺はとび職人で、小さい会社を経営しながら全国の建築現場を駆け回っていた。女房と息子の3人暮らしで、それなりに幸せだったんだ。ところが、息子が小学生の頃、突然、女房が病死してしまってね。当時の俺は本当に忙しかったし、俺が働かなければ飯も食えねえしな。だから、息子の面倒をあんまり見てやれなかったんだ」

新倉さんは、その言葉に悔恨が込められていると感じた。

別の日には、入院前にAさんが子猫を飼っていた話にもなった。

「がんと診断されて手術したが、体が思うように動かなくなり仕事に復帰できなくなって。家で療養するっていうんで、子猫をもらったんだ」

「へえー、子猫はなんていう名前だったの」

「福ちゃん。『おまえは幸福になるんだよ』という思いを込めて。一緒に寝たり飯も分けてやったりして家族みたいだったが、入院が決まったので返しちまったよ」

病院に来てからBさんが入院してくるまで、「俺は孤独だったよ」とAさんは小さな声で漏らした。そこで、新倉さんがAさんと福ちゃんの出会いと別れを歌にしたら、

「そうなんだよ。福にはこんな気持ちを持っていたんだよ」と真剣な表情で喜んでくれ、Aさんはそれを何回も聴いていた。

このとき、新倉さんはこう考えた。

「Aさんは福ちゃんに息子さんへの思いを重ねているのではないか。息子さんは独立し

「ねこの福ちゃん」（新倉晶子作詞）より

……俺は福の飼い主で、飼育係りで、お父さんで、お母さんで、良き友達で
俺が病気になって入院するとき、福はかわいそうだから里親に戻してやった
本当は福が心配だったけれど
今は優しいおばあさんにもらわれて幸せになったとさ

「ねこの福」は俺のねこ
「ねこの福」は俺のねこ……

ていったが、Aさんの心には言葉で表現できなかった思いが残っている。もしかしたら、息子さんにそれを伝えることをあきらめているのではないか」

Aさんの息子さんへの気持ちとは「遠く離れていても幸せを願っているよ」。そこで、息子さんの一人娘に、福ちゃんの歌を絵本にしてプレゼントできれば、孫娘を通して、Aさんの息子さんに対する気持ちをうまく伝えられるのではないかと考えた。

新倉さんがミュージックタイムのときにそれを提案すると、恥ずかしがりやのAさんは思いがけず、すぐに「いいね、そうしようか」とうなずいた。そして、新倉さんがスタッフと絵本をつくり、それを郵便で送った。たとえ、息子さんが絵本を受け取ったときに父親の気持ちを受け止められなくても、Aさんが心の中で息子さんへの気持ちに気づきあらためて家族としての関係を深め

ることができたこと、それだけで十分だった。

「音楽は場所や空間、時代を越えて『ともにいる気持ち』を持たせてくれることができる。家族をつないでくれるのです」

＊

たとえば、臨終間近な患者と家族がそれまでよく聴いていた曲を一緒に聴くことで、言葉にならない心のコミュニケーションをとれる。家族や親しい友人と死別して、その事実を受け止め悲嘆を乗り越えるときにも、思い出深い曲を歌ったり聴いたりすることで亡き人を偲び、自らをなぐさめる、そういう効果もあるそうだ。

チームでアプローチしなければ成功しない

一方、新倉さんは音楽療法を「諸刃《もろは》の剣」だ、とも言い切る。音楽が聞き手の負の感情を爆発させることがあるからだ。とくに、ホスピスのように余命の短い患者の場合、健康な人が音楽を聴くときより、もっと敏感に反応する。

「音楽は心を強く揺さぶる力を持つため、ときには聞き手が封印していた感情を呼び起こすことがあります。音楽療法を始めたころは、この『パンドラの箱』を思いがけず開けてしまう失敗が何度かありました」

前の週までミュージックタイムを楽しみにしていた人が、ある曲をきっかけに「もう、音楽なんて聴きたくもない」と強く言い放ったことがあった。

また、「夫は音楽が好きなので、曲を聴いたら気持ちが落ち着くかもしれません」という妻の希望に応えて弾き語りをしたら、「やめてくれ。俺は死ぬためにここに来た。俺の人生はもう終わったんだ」とドアの外に追い出されたこともあった。

「心静かに最期を迎えようと入院してきた方は、それまでの人生を思い出したくないと思われるのでしょう。ご家族やスタッフが勧めても、受け手側には、かえって心の負担になることもあります。このため、音楽療法は緩和ケアのスタッフ全員がチームとなってアプローチしなければなりません。心の動きによって夜中に症状が変化し、医療的なケアが必要になることもありうるからです」

セッション中の患者の様子はカルテに記載して情報を共有し、感情の動きが激しいと判断される場合は看護師に申し送りする。

音楽療法の成否は専門家のキャリアや腕にも大きく左右されるだろう。たとえば、ホスピスの患者は、どんな雰囲気や曲だったらリラックスできるかなど、熟知していなければ効果は得られない。キャリア15年目の新倉さんは言う。

「音楽療法ではセラピストが自ら自己を解放し、あるがままの自分を見せてから始めないと、参加者は決して心を開いてくれません。いかにお互いが自然体になれる環境をつくりだせるかは音楽療法士の腕の見せどころですね」

患者の気持ちを瞬間的に察して判断し、視線や言葉でそれを確認する。会話では、心の中の踏み込んでほしくないことには決して立ち入らない配慮も必要だ。曲を演奏しながら患者の変化に注意し、音量やベースのリズムの速さや強さを調節する。多くの病院が院内で生演奏のコンサートを開いているが、患者に寄り添うように音楽が流れていなければ、やはり心の負担になってしまうそうだ。

ホスピス領域のパイオニアとして試行錯誤

新倉さんは、小さい頃から歌とピアノが得意だった。音楽を愛し、その素晴らしさを後進に伝えることに人生を賭けていた指導者と出会い、新倉さんも「音楽を通して、生きる喜びをわかちあいたい。社会に役立てることはできないか」と思い続けてきた。

音楽療法と出会ったのは、偶然のできごとだった。長女が通う保育園の隣の老人ホームで音楽療法を見学する機会に恵まれ、「これだ!」と確信し、その音楽療法士のもとに押しかけてボランティア研修を始める。が、半年後、「人生を音楽療法で引き受けるわけだから、現状を深く知る必要がある。ボランティアのような生半可ではダメだ」と気づき、施設の職員になり高齢者と接する時間を多く持ちたいと考えた。そこで当時、資格なしで患者と接することができる看護助手として救世軍清瀬病院に入る。37歳の新倉さんが配置されたのは設立されたばかりの緩和ケア病棟だった。

看護助手の経験は3年間積んだ。その期間、本人が働く病棟で父親の最期も見送った。同時に音楽療法について学びたいと思い、病院の勤務が終わると夜間の大学の講義に通ったり、東京音楽療法協会が実施するセミナーで勉強したりする日々が続いた。自分が担当したセッションをスーパーバイザーに見てもらって、終了後に「あのとき、どうして患者さんにこう言ったのですか」などと、細かい分析と厳しい指導を受けたこともあった。臨床カウンセリングの講座も受けた。

病院に勤務して2年目、新倉さんの提案に共感した当時の看護総婦長がホスピスに音楽療法を導入するように働きかけた。当時、すでに音楽療法は高齢者領域、精神科領域、養護学校での授業や生活指導で導入されていたが、ホスピス領域では初めてだった。病院は試験的に導入しただけだったが、しばらくして患者に効果が現れ始めた。「末期がんの患者の表情がとても明るくおだやかになった。どんなケアをしたのか、カルテに書いてほしい」

と医師から指示が入ったのだ。手ごたえはあったがなにしろ、どこにも先駆者がいないためすべて手探りで進めなければならず、試行錯誤の連続だった。音楽療法が病院で本当に認められたと感じたのは「8、9年目だったかな」と思い出す。

救世軍清瀬病院緩和ケア病棟の平均在院日数は30日程度。音楽を一緒に楽しんだ患者を見送ることも多い。「来週も来るからね」と病室を後にしたが、翌週、そのベッドにだれもいなかったことも、たびたびあった。心にポッカリと穴が開いた気持ちになるが、隣の病室では新倉さんの訪問を待っている患者がいる。「だから、つらいとか寂しいとか言っていたら仕事にならないんです」と新倉さんは言う。

「でも、本当は人が亡くなるという現実には慣れることができません。せめて出棺を見送れれば納得できますが、それもできなかった場合、自分の中でその人との関係が突然、断ち切られたようになってしまうのです。仕事をしているときはそんな気持ちを閉じ込めていますが、たとえば、遺族の方から偲ぶ会の招待状が送られてきたり、講演原稿をまとめているときにその人の例を書こうとして号泣してしまったりすることはよくあります。でも、これまで出会った人の話をするときが一番、自分をなぐさめることにもつながるんですよ」

新倉さんが長年の間に身につけてきた悲しみの昇華方法だろう。ミュージックタイムでは同じ曲を何度もいろいろな人のために演奏するが、そのたびに、これまで曲を通して触れ合った人々が自分の周りで温かく笑いながら見守ってくれていると感じる。

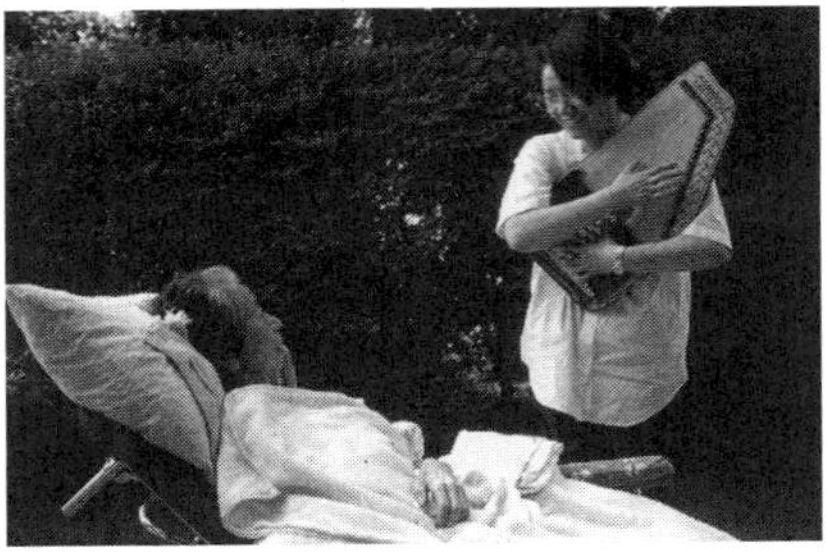
オートハープを弾きながら歌う新倉さん。患者はそのときに一番聴きたい曲をリクエストし、気持ちのままに聴き入る

「自分の存在が消えてしまう死については、こわくなくなりました。みんなが待っていてくれて、私の席は取っておいてくれていると思うから。父にも会いたいですね」

と話す。この仕事に向いている人とは、

「人間的に幅と深みのある人、つまり、自分の経験を咀嚼して血肉にしていく能力を持っている人ですね。音楽療法とは、それほど厳しいものだと受け止めてほしい」

と新倉さんはおだやかな口調で言う。

2003年、ホスピス・緩和ケア病棟として承認されている全国120施設（2007年現在は166施設）にアンケートを取ったところ、回答した87施設中音楽療法を取り入れているのは12施設（約14％）だった（＊）。

「音楽療法士を雇ったり、時間をかけて育成したりするための経済的な余裕のある施設が少ないからですね。でも、私たちの目標は、いつの日か音楽を希望する去りゆくすべての人のかたわらに寄り添うことです」

患者にいかに寄り添うか繰り返し考えてきたなかで、新倉さんは自分の家族に対しても「一緒にいることが大切なんだと気づいたのよ」と話している。

＊＝山口赤十字病院緩和ケア科の末永和之・前田のぞみの報告

＊音楽療法実施施設を探すには：日本終末期・緩和ケア臨床音楽療法士連絡会のHPへ

フェイシャルセラピスト

顔の悩みに答える技術「リハビリメイク」で楽しく生きよう

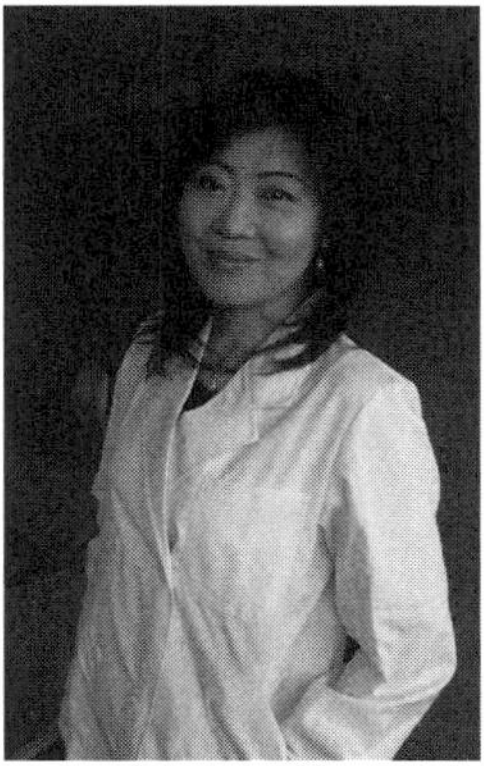

かづきれいこさん
REIKO KAZKI主宰

1952年生まれ。金蘭短期大学英文科卒。新潟大学大学院医歯学総合研究科（口腔生命科学専攻）博士課程修了。歯学博士。NPO法人フェイシャルセラピスト協会理事長。早稲田大学感性領域総合研究所客員教授、新潟大学歯学部臨床教授ほか５大学で非常勤講師を務める。著書に『リハビリメイク　生きるための技』（岩波アクティブ新書）他多数、共著に『医療スタッフのためのリハビリメイク』（克誠堂出版）など。

メイクには人を元気にする力がある

近年、東京女子医科大学附属女性生涯健康センター（新宿区）や日本医科大学付属病院（形成外科・美容外科、文京区）に「リハビリメイク外来」が設置されている。リハビリメイクとは、ケガや病気によって顔や体にトラブルを持つ人が、それらをメイクでカバーし目立たないようにする技術のこと。生活の満足度を高め、素顔の自分を受け入れ、社会に踏み出すためのサポートを目指す。フェイシャルセラピストのかづきれいこさんが自分の経験や苦しみからメイク法を考案し、流行に惑わされず、その人に必要なメイクが何十年でも続けられるように化粧品や道具も開発した。リハビリメイクの施術者は「フェイシャルセラピスト」と呼ばれる。

イギリスを中心とした欧米の医療施設でも、あざや傷あとをカモフラージュ（患部を目立たないように隠す）する「メディカル・メイクアップ」という考え方を取り入れている。が、かづきさんはメイクを「患部や悩みを隠すため」でなく、「自分の素顔を受け入れるための手段」として提案する。

メイクには人を元気にする力がある。かづきさんはそう確信している。

「たとえば、『顔が気になる日は心がつらい』『心が暗いと体がしんどい』という経験はありませんか。自分の顔のあざや傷あとを好きになれなければ、生きるのがつらくなってしまいます。でも、リハビリメイクで悩みから解放されれば、心が癒され笑顔がこぼれる。体が軽くなって『ちょっと、おしゃれしてみたい』『どこかへ行きたい』『人に会おうかな』と自然に思えます。顔と心と体は深くつながっているからですね」

リハビリメイクでは、最初はあざや傷などを完璧にカバーし、目や眉などの個々のチャームポイントを強調する。顔が自分のイメージに近づいて気持ちが前向きになれば、メイクを薄くする。やがて、自分の悩みを受け入れられると素顔が気にならなくなる。

かづきさんはそのテクニックを指導する。

「メイクできれいになって喜びを感じたら、薬を飲むことと同じぐらいか、それ以上に元気が出ます。でも、フェイシャルセラピストが自分流のおしゃれメイクを押し付けても、鏡を見た瞬間、本人が『なんか、イヤだわ』と思えば、気持ちが余計落ち込んでしまう。つまり、納得できる外観を自分でつくれるよう、技術を身につけなければならないわけです」

こんなリハビリメイクは、心のケア療法のひとつとして医療との連携が試みられ、医学界で注目を集めている。ある日のリハビリメイク外来を見学した。

*

50代のA子さんが部屋に入ってきた。A子さんの悩みは右目周囲のあざだった。少し緊張した顔つきで椅子に座ると、かづきさんは、ごく自然に自分の膝の間にA子さんの膝頭が入るぐらいの距離で向き合った。診察前にスタッフが聞き取った顔の悩みについて話し合う。かづきさんは明るく世間話をしながら、A子さんをリラックスさせる。

メイクの方向性が決まると、かづきさんはA子さんの顔の右半分の化粧を落としながら、美容液を含ませたスポンジで血流マッサージを始めた。かづきさんのメイクの特徴のひとつで、顔の上から下へスポンジを動かしながらマッサージすると血液やリンパの流れが改善し、肌のハリとツヤがよみがえる。数分して、かづきさんが言った。

「すごい、肌が若返ったよ！」

驚いたA子さんが顔に触って、ほおやあごのあたりの感触を確かめた。

肌は黄色系と濃い茶色のファンデーションでつくる。あざが目立たなくなった。フェイスパウダーを肌に埋め込むようにつけて、ブラシで落として皮膚の透明感を出す。ほおにオレンジとベージュのチーク、眉にペンシルで濃淡のグラデーション、目にアイシャドー、アイライン、マスカラが入った。まぶたがスッキリ上がったように見える。かづきさんの隣でスタッフが、まるで手術中の医師に器具を渡すように、次々とメイク道具や化粧品を握らせる。かづきさんがA子さんの口元をリップブラシでくっきり輪郭を描くと、顔の右半分のメイクができあがった。

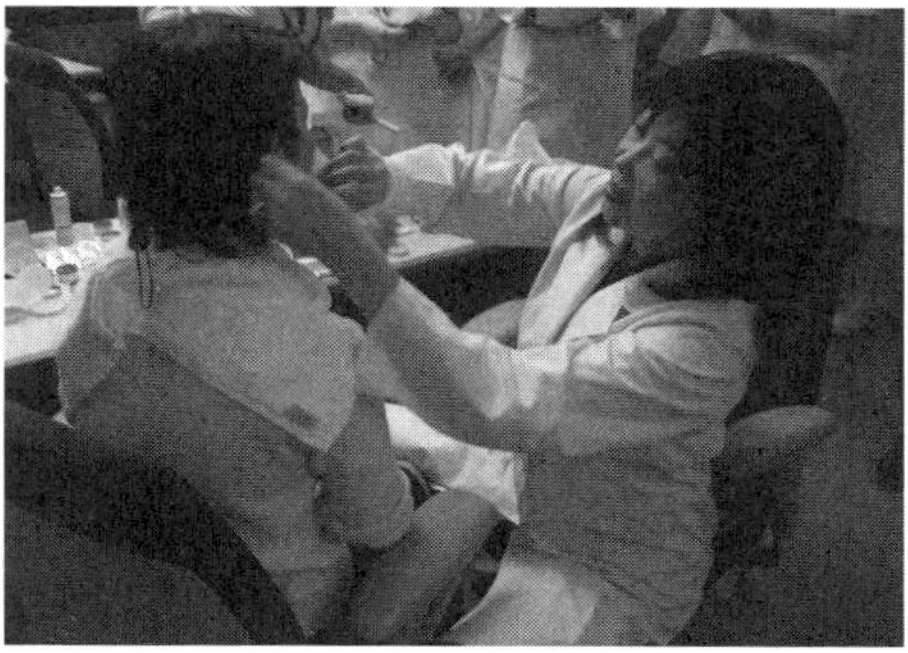

リハビリメイクをするかづきさん。気さくな会話の中で患者はリラックスする

かづきさんがA子さんの肩を抱きながら鏡の前に案内すると、不安そうだった表情がパッと変わり、驚きの声が上がった。

「あれ、すごい！　あざがないわ！」

A子さんがもう一度椅子に座ると、スタッフが顔の左半分のメイクをしながら、その手順を説明する。顔全体のメイクができあがると、A子さんはじっと鏡を見つめ、やがてにっこり微笑んだ。

＊

かづきさんのメイクの特徴は、①毎日、短時間で簡単にでき、②化粧をしている圧迫感がなく、

③人から見て厚塗りに見えず、④若々しい肌で、⑤時間が経っても化粧崩れしにくい、⑥一般と同じ化粧品を使う。その技術は半生におよぶつらい悩みから生まれた。

かづきメイクは少女時代の自分が探し回った技術

かづきさんは生まれつき心臓病（心房中隔欠損症）を患っていた。子供の頃は冬になると血流が悪くなり、運動も制限された。しかも、顔が真っ赤になってむくんでしまうので、小学生のときのあだなは「赤デメキン」。かづきさんは当時の思い出をこう話す。

「雨の日はうれしかったですね。教室が暗くなるので、電気がつくでしょう。そうすると、私の赤い顔が目立たなくなるの」

「春から夏にかけては顔が白いので積極的に動き回っていました。私のファンクラブができたほどだったんですよ。でも、冬になると体がだるくなり、顔が赤いから性格まで暗くなり、外に出るのがイヤになる。いつのまにか、ファンクラブは自然消滅しました。いま思えば、顔が赤いから人気が下がったわけではなく、私がそう思い込んで消極的になったからですね。変化したのは男の子の気持ちではなく、自分の心でした」

思春期になると、ますます赤い顔が嫌いになった。そんな少女に周囲は言った。

「人は顔じゃないよ。心だよ」

そんな言葉は心に響かず、なぐさめにもならなかったそうだ。高校生になると、何とか赤い顔を隠そうとファンデーションを塗ってみるようになった。すると、先生から「化粧しているだろう?」と叱られた。短大生になると、化粧品を山のように買い込んで厚塗りした。その頃のかづきさんは、いつも悩みの解決法を探していた。

短大を卒業してすぐ結婚し、専業主婦になった。30歳のとき、人生の転機を迎える。医師の夫が開業したり、母親が亡くなったりしたことから、かづきさんは心労で倒れてしまう。入院して精密検査したところ、心臓に穴が開いていたことがわかり手術することになった。術後は完治した。

「『これからは羽が生えたように、体が軽くなりますよ』と主治医に言われた通りになったのですが、私にとって、それ以上の喜びは冬になっても顔が赤くならないことでした。それを聞いた主人はあきれていましたが、外観の悩みは当事者でなければ理解しがたく、心の負担は計り知れないものなんです」

こうして悩みが解消したとき、人生を再出発したくなった。

「私も何か学びたい。昔の私のように、顔に悩みを持つ人の役に立ちたい」

かづきさんは美容学校に入学し、自分よりはるかに若い同級生と懸命に学んだ。35歳のとき、関西の朝日カルチャーセンターに売り込みに行って、1日講座を持たせてもらったところ評判になった。3ヵ月の講座を任されたら、20代~70代までの受講生が集まってきた。そのとき、「美の感覚は人それぞれ違うが、すべての年代に共通しているのは元気になること」と気づき、少しずつ「かづきメイク」がつくられていった。

37歳のとき、東京にも売り込みに行き、講座を持たせてもらい新幹線で東京と宝塚を往復する。かづきメイクの講座は大人気で、3、4年後には朝日カルチャーセンター全国約2000講座のうち受講者人気ベスト3に入った。「かづきメイクを教えてもらいたい」と朝4時半から受講生が非常階段に列をつくるほど並んだ。そのときの受講生は、いま、かづきさんを支えるスタッフとして働いている。かづきさんは言う。

「これまでの人生は、自分の悩みを受け入れることも解決することもできず、落ち込んだり悲しかったりすることが多くありました。でも、いまは悩みを抱えるみなさんのお役に立つことができて、心臓病で顔が赤くても生きていてよかったなと思います」

このころ、顔にやけどの手術痕の残る16歳の少女と出会った。少女は全身のやけどで数回におよぶ手術を繰り返し、まもなく退院することになっていた。看護師は言った。

「この患者さんは身体の機能を取り戻すリハビリをしています。でも、それだけでよいのでしょうか。ふつうの生活に戻るための心のリハビリも必要だと思うのです。手術痕をカバーするメイク方法を彼女に教えていただけませんか」

この看護師の言葉に感動し、「リハビリメイク」と名づけて、自分の顔の悩みを受け入れ、社会復帰するためのサポートを目標に活動を続けるようになった。

その後、2000年から新潟大学歯学部非常勤講師として「リハビリメイク」についての講義を受け持ち、翌年からは大学院で口蓋裂、口唇裂、頭頸部がんの手術痕などのリハビリメイクを研究した。現在の医学は信頼性の高い研究が論文として認められなければ評価されない（EBM＝Evidence based medicine、科学的根拠のある医療）。そこで、「リハビリメイクによるQOLを高める研究」を4年間続けて、その効果を客観的な評価スケールで改善度を数値に表した（次頁囲み参照）。05年には歯学博士を取得した。

東京大学医学部形成外科の光嶋勲教授は、リハビリメイクをこう評価する。

「かづきメイクの特徴は、患者さんの心のケアがたっぷりできていることです。施術を受けた患者さんやご家族がご自分の顔の変化に感激して泣き出してしまうということですが、これは、かづきさんと患者さんの信頼関係を表しています。これまでの医学はメンタルケアがかなり弱かった。医師は患者さんの命を助けることばかりに目を向けていますが、それは技術だけを提供しているに過ぎない。心の交流がなければ、信頼関係を築くことはできないのです」

東京女子医科大学皮膚科の檜垣祐子准教授は、同大学女性生涯健康センターリハビリメイク外来で顔面の皮膚症状に対して施術を受けた86人（16～90歳、平均年齢42歳）について、そのQOLへの影響を評価している。対象となった86人の疾患は、太田母斑などの色素性病変22人、やけどなどの瘢痕17人、アトピー性皮膚炎7人、痤瘡（にきび）6人その他34人だった。

その結果、①VASによるメイクの満足度は、▽メイク前36ミリ（86人）→直後90ミリ、▽2週間後（46人）にも満足度を聞いたところ、メイク前33ミリ→直後89ミリ→2週間後72ミリと、直後に比べるとやや低下するもののメイク前より数値が有意に高かった。これは、日常の化粧に対する不満が緩和されたり、自分の顔を受け入れられるようになったりしたことを示している。②Skindex-16による評価では、メイク2週間後のスコアがメイク前に比べて、▽症状18→12、▽感情53→40、▽機能40→30といずれも有意に改善した。

研究では年齢に関係なく満足度は高かった。リハビリメイク後に皮膚症状が悪化した例はなかった。この結果、リハビリメイクは患者のQOL改善に役立つことがわかった。(参考文献「顔面の皮膚病変に対するリハビリメイクの患者QOLへの影響」臨床皮膚科、2006年)

＊評価スケール①VAS(＝Visual Analogue Scale)自分自身の満足度を100ミリのスケールのどのくらいか数値で評価してもらう。0は非常に不満、100が非常に満足、を表す ②Skindex‐16＝16項目の質問の回答によって、「症状」「感情」「機能」の3つの側面からQOLを評価する。点数が高くなるほどQOLが低下していることを示す

がん患者とリハビリメイク

かづきさんは、これまで多くのがん患者にもリハビリメイクをした。がんの治療では、現代医学が日進月歩で進んでいる恩恵で、臓器によっては「がんと共存する病気」に変わりつつある。が、手術で一命をとりとめることはできても、術後、外観が変わってしまう現実と向き合わなければならないこともある。

たとえば、かづきさんはこんな例を紹介してくれた。

＊

網膜がんで手術を受けた60代女性B子さんは右眼球の摘出を余儀なくされ、義眼を入

れることができなかった(*)ため、目の部分が一続きの皮膚に覆われ、へこんでしまった。がんはあごにも転移し、その患部も切除したのでくぼみになった。外出時は薄い色つきの眼鏡を使っていたが、通行人から好奇の目で見られていると、いつも気になっていた。ある日、新聞でリハビリメイクの記事を読み、サロンに来店した。

そこで、かづきさんは黒のアイペンシルを使って右目の部分の皮膚に眉、まぶた、まつげを描いた。その上からいつも使っている眼鏡をかけると、片目を軽く閉じているように見える。メイク後、かづきさんが「どう?」と、手鏡を持たせると、B子さんは自分の顔をじっと見つめたあと、こう言った。

「あごの再建手術を勧められていましたが、やっぱり受けてみようと思います」

かづきさんは当時をこう振り返る。

「メイクすることで、外出するときの他人の視線が気にならなくなるだろうと思ったのですが、B子さんにとってリハビリメイクは、さらにそれ以上のできごとだったんです。彼女はあごの手術痕がとても気になっていた。でも、命が助かったから、もう、それはあきらめていたんじゃないかな。ところが、リハビリメイクを受けて目の悩みが消えたことで、自分の顔に希望の光が見えたんですね。だからあごの治療についても前向きな気持ちになれたのでしょう」

＊

がんの治療では手術だけでなく、化学療法でも外観が変わってしまう。たとえば、抗がん剤の副作用で髪の毛が抜けることはよく知られているが、眉やまつげも抜けてしまう。治療を終えると副作用は消失し、また元通りになるが、その間や治療後の容姿の変化に患者はリハビリメイクを希望する。たとえば、まつげが抜けてしまうとき、かづきさんはつけまつげを使うことを勧める。これには、かづきさん自身がある日、急にまつげが抜けてしまい、百円ショップでつけまつげを買ってきてどうすればうまくつけられるか、鏡の前で数日間、練習した経験が生きている。

「そのまま使うと毛の量が多いので、少し毛を間引いたりカットしたり。ようやく自然に見えるようになったと思ったら、そのあと、がんの抗がん剤治療でまつげが抜けてしまうという悩みを持つ人が来て。すぐ、『こうやるのよ』って教えられたわ」

かづきさんの話によると、がんだけでなく、膠原病《こうげんびょう》のステロイド内服剤の副作用によるムーンフェイス（満月のような顔つきになる）、腎透析治療による皮膚の乾燥や肌の色のくすみ、さらに、腎透析では治療のたびに針を腕に刺すため、まるで青あざのようになることなどを気にして、「こんな顔になるのはイヤだ」「腕にあざができると、半そでの服を着られない」と治療を拒む患者は少なくないという。

「病気の治療をしているんだからしかたない」と周囲は思うかもしれない。

でも、かづきさんは、そんな人たちにも「自分の顔に自信持ってね、あなたは大丈夫よ」と心を込めてメイクし、治療の継続や社会復帰を応援する。患者はできあがった顔を見て、「これだったら、もうこわくない」と、次の治療を受け入れるための心の準備ができる。

「たとえば、他人から見て目を引くようなあざや傷が顔にあっても、本人が気にせず、社会生活を送る上で問題ないなら、それはそのままでいいんです。でも、いくら目立たないようなあざや傷でも、そのことで落ち込んだり外出するのがイヤになったりして、仕事や生活に悪影響を与えるのであれば、何かの方法でケアする必要がある。顔はその人のアイデンティティであり、気持ちのスイッチなんです。私は体調が悪いときは鏡を見ませんよ。だって、やつれた顔して『しんどそうだな』と思ったら、よけい体がつらくなり、とても仕事に出られませんからね」

このほかにもかづきさんは印象深い経験として、こんな例も話してくれた。

＊

30代の女性C子さんは子宮頸がんと診断された。すぐに、子宮、卵巣、卵管にリンパ節を切除し摘出する広汎子宮全摘術を受けて、術後は仕事に復帰した。3年後、新たに尿管にがんが見つかった。すでに、腰椎に骨転移し、余命3ヵ月と言われるほど進行していた。C子さんは抗がん剤治療を勧められたが、それを受けなかった。理由は、子宮頸がんの闘病経験から、抗がん剤治療を受けるために入院したり副作用で苦しんだりせずに、最期の瞬間まで後悔のないよう、やりたいことをやっておきたいと思ったからだ。そのとおり、C子さんは生前給付金で子供を抱えた姉のためにマンションを購入してその部屋で療養し、お墓と戒名を用意し、グアム旅行にも行った。

C子さんがかづきさんと出会ったのは、患者会での講演会のあと、遺影のためのメイクを申し出たことからだった。かづきさんは一瞬、驚いたが快諾したという。

「自分をきれいにして、写真を撮りたい」

それはC子さんなりの心の準備だった。その日は、かづきさんのはからいでヘアの担当者やプロカメラマンが現場に来て、なごやかに撮影会をした。そのとき、C子さんは、かづきさんに、さらなる依頼をする。

「私の最期の姿も、メイクしていただけませんでしょうか」

かづきさんが「リバビリメイクはご本人を元気にするためにしているのよ」とやんわり断ると、C子さんは「私の両親や姉を元気にしてくれませんか」と言った。「若くして娘を亡くす家族の思いを少しでも軽くしたいんです」というC子さんの気持ちを、かづきさんは特別に受け止めることにした。

当日は訃報を受け取るとすぐ病院へ行き、C子さんの顔がやわらかいうちに眉を剃って整えた。体が硬直する前に準備しておきたかったからだ。それだけ済ませると、かづきさんは一度帰宅し、C子さんが病院から自宅に帰った夜にあらためて訪問し、メイクした。闘病後は顔が疲れていたり、痛みや苦しさのために顔にあざができたりする。そこで、少しでも元気そうに、まるで昼寝しているときのような表情をつくったという。

＊

「かづき先生、女性はいつでもきれいがいいね」

何人もの患者がそう言って旅立った。

かづきさんの母親も乳がんで亡くなった。入院していたとき、娘がお見舞いに行くときは、必ずメイクして待っていたという。きれいで元気にしている姿を見せないと娘が帰らない。それを心配してのやさしさだと、そのとき感じたそうだ。そんな経験から、在宅ケアについても、かづきさんはこうアドバイスする。

「家族にとって在宅介護は、四六時中、そのことが頭から離れなくてつらいものです。でも、ケアする人が生き生きと元気そうな顔を見せると、患者さんは安心します。おしゃれする必要はないと思う。軽くメイクするだけでいいんですよ」

＊網膜のがん＝網膜の腫瘍には、おもに「網膜芽細胞腫」と「網膜血管腫」がある。いずれも現在の治療法では、レーザー、放射線、抗がん剤治療などで眼球温存を目指すが、病状によっては眼球を摘出しなければならないこともある。眼球摘出後は義眼を入れられる例と入れられない例がある。

インストラクターを養成し、リハビリメイクを哲学に

本格的にフェイシャルセラピストとして活躍する前、かづきさんはサロンを開いて顔に悩みのある患者にはボランティアでメイクをしていた。が、ある日、こんなことを言われた。

「『先生、私の顔って、ボランティアですか。ちゃんと、お金を取ってください。このリハビリメイクを研究して全国に教えて広めてください。もしも先生が亡くなったら、

終わってしまうじゃないですか』って。ボランティアって自己満足なんですね。すごくショックを受けました。それ以来きちんと報酬をいただくようになり、さらにひとりでは限界があるため後進を育成しようと、インストラクター養成講座を開いたのです」

２０００年から開講した養成講座は毎月１回土日連続で９ヵ月続く。講義は多彩で、メイク技術のほか、医学的基礎知識（形成外科、皮膚科、心療内科、精神科、歯科など）、カウンセリング演習、政治、人権問題、社会問題などについて、それぞれの専門家が教壇に立つ。卒業生は約８００人になり、かづきメイクを提供・指導できる「フェイスプランナー」および、リハビリメイクを提供・指導できる「フェイシャルセラピスト」としてＲＥＩＫＯ　ＫＡＺＫＩのサロンやデパートショップ、全国のカルチャーセンター、病院外来、メイクボランティアなどで活躍している。

「養成講座では、とても厳しく教えています。生徒は『先生、テストがきつい』と不平をこぼしますが、『当たり前でしょ。あなたがお客様だったら中途半端な技術でメイクしてもらっても嫌でしょ』って言います。講義が多岐にわたるのは、メイクの技術以外にも学んでほしいからです。技術だけで相手の心を喜ばせることはできません」

受講者には主婦やＯＬのほか、看護師や薬剤師などのコメディカルも多いそうだ。受講者が実習に出ると、これまで見たことのない外観の人が来るので、思わず涙をこぼすこともあるという。そんなとき、かづきさんは受講者を外にたたき出してしまう。

「お客様や患者さんは泣かれたり、同情されたりするために来ているわけではない。元気になりたいと思っているのです。相手の気持ちを読み取り、自分には何ができるか、それを最初に考えなければなりません」

30歳で心臓手術をして、メイクの仕事を始めてから自分自身を「別人のように変わった」と言う。一番近くで見守ってきた医師の夫は、最初、「赤い顔がイヤ？　そんなの命に関係ないやん」「化粧？　そんなこと教えてどうするの？」と冷ややかだった。

ある日、かづきさんの名前が新聞に載ったころだった。

「主人が医師会から帰ってきて『リハビリメイク、これはとてもいいことだね』とほめるのよ。ずっと同じことをしていて、名前が変わっただけなのにね」

結婚した長男はかづきさんの活躍を喜ぶ半面、「体だけは大事にしてくれよな。みんなを元気にしてあげるのはいいけど、僕のおふくろは一人だから」と、あまりの忙しさを心配しているそうだ。

今後、かづきさんは自分の経験を通して、リハビリメイクを一時の流行ではなく、美の哲学の一つとして確立したいと考えている。

「これまでの美は形ばかり追求されてきて、心が置き去りになってきました。たとえば、一重まぶたは嫌だから二重まぶたに、鼻が低いから少しでも高く、顔が大きいから小さく、と形の美しさだけを見ているうちに、人間関係がうまくいかないことも人生の挫折も、みんな自分の外観のせいだと思うようになる。それは醜形《しゅうけい》恐怖症と呼ばれる心の病です。本当は一重まぶたでも、鼻が低くてもいい。それが個性なんですよ」

だが、小さい頃のかづきさんが赤い顔にこだわったように、私たちの心には「見た目がきれいなのは善、醜いのは悪」という考え方が刷り込まれている。「そんな時代の中で生きるのがつらいと感じて、私に答えを求める人が男性も女性も集まってきているんです」

自分の悩みからつくりだした仕事が、今まさに時代が必要としているものになった。

*「かづきメイク」「リハビリメイク」「フェイスプランナー」「フェイシャルセラピスト」の言葉は、有限会社かづきれいこの登録商標。
※フェイシャルセラピストを探すには：ＮＰＯ法人フェイシャルセラピスト協会へ問い合せる

第4章　あなたの回復と緩和を支える

管理栄養士

「おいしい」は一番のクスリ
熱意が支える病院給食の豪華メニュー

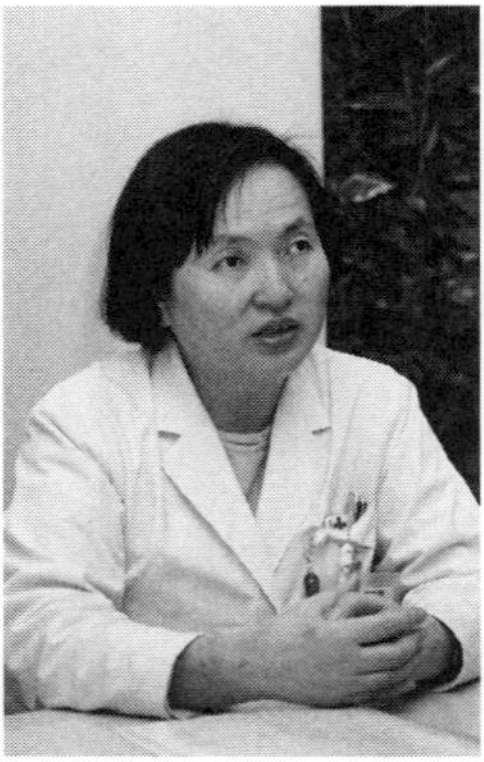

林美佐子さん
淀川キリスト教病院栄養管理課課長

1951年生まれ。神戸女子大学家政学部卒。大阪医科大学附属病院で12年間勤務後、86年から現職。管理栄養士歴30年。ライフワークは潰瘍性大腸炎、クローン病における食事研究。

食べる目的は栄養摂取だけではない

「食べること」。元気なときはまったく気づかないが、病気になるとその意味の深さを思い知る。風邪をひいて食べられなくなっただけでも、たちまち体は弱り、元気がなくなってしまう。

がんになったときも、病状の進行や治療の副作用で「食べられない」状況がよく起こる。病気のことを思いわずらうあまり、食欲が低下することもある。管理栄養士の林《はやし》美佐子《みさこ》さんは、「食べられない患者が、いかに食べられるようになるか」について、日夜、工夫を重ねる。食べられたことが生きる希望や喜びになった、という経験を数多く目の当たりにしてきたからだ。

食べられなかったら、味わうだけでもいい。林さんはこんな例を紹介してくれた。

＊

40代の胃がんの患者A子さんは、手術で胃を全摘した。術後、しばらく経過はよかったが、数ヵ月後のCT検査で、がんが腹部に散らばる腹膜播種を起こしていた。その後、腸閉塞で入院し、口から食べられないので、毎日、栄養剤の点滴を受けるようになった。

看護師が点滴のボトルを交換するために病室に入ると、A子さんはうわごとのように、「あぁ、食べたい。何でもいいから食べたい」と繰り返しつぶやいた。そこで、林さんはA子さんの望みをかなえるため「しがみ食」を出すことにした。「しがむ」というのは、関西地方で使われる言葉で、「口の中で食べ物をクチャクチャ嚙む」という意味がある。しがみ食では、お皿にのった米飯、肉、エビフライ、生野菜などを口の中に入れて嚙み砕き、うまみを味わったあとは飲み込まず袋の中に吐き出す。

ある日A子さんはベッドのかたわらにいた林さんに、ため息混じりにつぶやいた。

「私ったら、まるで餓鬼道に落ちたみたい。あぁいやね、こんな姿。とてもほかの人には見せられないわ」

それでもA子さんは、入院中、何度も何度もしがみ食をリクエストした。

*

しがみ食は栄養をとるための食事ではない。栄養は点滴で入れる。これは患者が心に抱く願望をかなえるための食事だ。林さんは説明する。

「しがみ食は、食べられないというストレスを取り除くことができます。食べ物を嚙んで味わうことで満足感を得るだけでなく、目の前に食事がくる楽しみも持てる。咀嚼《そしゃく》することから脳に刺激も与えられる。つまり、患者さんの免疫力やQOLを上げることができます」

淀川キリスト教病院が、1984年にホスピスを開設したとき、その旗手的役割を務めた当時の柏木哲夫副院長（現名誉ホスピス長）は、病院の管理栄養士にいつもこう言っていた。

「ホスピス病棟の患者さんであっても、最期まで味わえる食事を出してください。ひとりひとりが食べられる物をつくっていただきたい」

林さんはこの言葉をいまでも胸に抱える。

がんの末期だからといって、三分粥や流動食と決まっているわけではない。がんができた臓器によっては、最期までふつうに食べられる人もいる。林さんはホスピス病棟の患者と接するうちに、「食べたいものを味わうことが〝心の栄養〟になる」と気づき、86年から、毎月第3金曜日の夕食を「イベントメニュー」の日にした。ホスピス病棟入院患者がそれぞれ、そのとき心に抱く「ぜひ、食べてみたい」というメニューを聞き取り実現させる。あるイベントメニューの日に病院訪問した。

＊

午後5時、配膳室では各メニューの盛り付け作業に入っていた。男性調理師が真剣なまなざしで、ステーキに添えるマッシュポテトを袋から搾り出している。隣の調理台では、ミニ懐石の小さな器を手際よく並べているスタッフがいた。ミニ懐石膳は黒塗りのお盆に、前菜、お造り、炊き合わせ、焼き物、蒸し物、ご飯、汁物、果物の8点が並ぶ。

この日配膳される19人分の献立表を見て驚いた。

ちらし寿司、にぎり寿司、ステーキ、グラタン、天丼……と、「ここは高級レストラン？」と思うようなメニューがずらりと並ぶ。そのひとつひとつにメモが書いてあった。「Aさんバラ寿司…生モノをのせない」、「Bさん天丼…エビは大」、「Cさんすき焼き…アツアツの卵つき」、「Dさんフルーツ…おいしいメロン」……。管理栄養士が前々日に病室訪問して、患者の食べたいメニューを聞き取り、前日に患者の容態をチェックして、当日調理に入る。

患者が希望するのは、かならずしも贅沢な食事ばかりではない。「かまぼことネギ入りのうどん」「白身魚と茶碗蒸し、赤だし」など、入院前の日常の食事を注文する人もいる。「何でもいいです」と答えた患者には、前述のミニ懐石膳を用意する。ホテルの和食担当出身の調理師が腕をふるうので、盛り付けも味も一級品が並ぶ。

午後6時、配膳車に次々とお盆が載せられ、病棟に運ばれる。この日は毎回、管理栄養士だけでなく、調理師も病室に膳を持っていく。ある患者は、記念写真を撮ろうとカメラを用意して待っていた。まもなく東京の大学へ行く娘と食事をしたいと言われ、家族の食事を運んだこともあった。調理師長の村上晴二さんは言う。

「イベントメニューの前日は仕込みのため、夜10時まで残業になります。でも、病室で

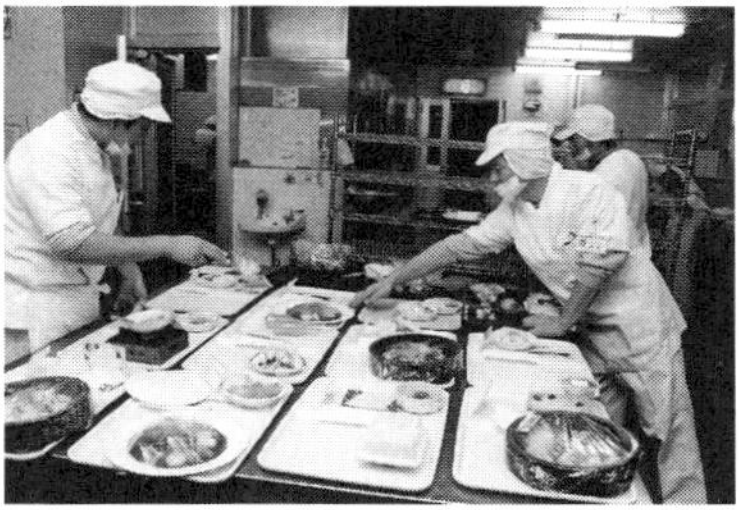

調理室でイベントメニューの準備に余念のないスタッフ。高級レストランのようなメニューが並ぶ

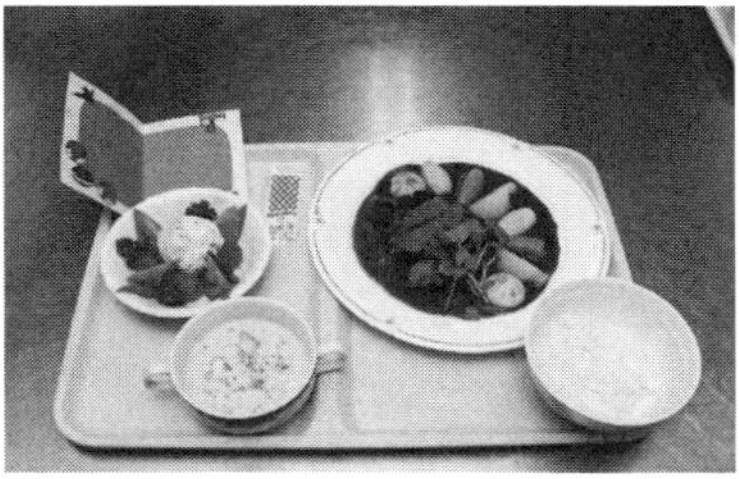

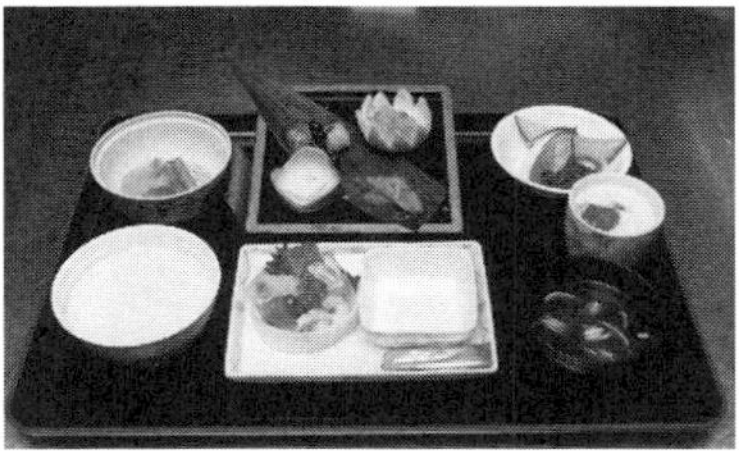

イベントメニューのステーキ（サラダ・ポタージュスープ添え）とミニ懐席。ボランティア手づくりのメニューカードが添えられている

患者さんが料理を目にした瞬間、顔をほころばせる姿を見ると、私たちもうれしいですね。プロとしての誇りを持って、料理をつくっています」

患者一人ひとりがバラバラな注文を出しても、調理師はやりがいを持ってイベント食に臨む。院内の看護師もイベントメニューをサポートする。たとえば、ある末期卵巣がんの患者は大腸に孔が開いて膣とつながってしまい、固形物を食べると肛門と膣の両方から便が出るようになり、皮膚のただれのケアが必要になった。が、看護師は「ケアの回数が多くなっても、患者さんが食べたいものを食べてほしい。食欲があるほうがいい」と全面協力した。

「末期肺がんの患者さんは、イベントメニューでにぎり寿司と茶碗蒸し、それにコップ1杯だけですが、ビールを飲んでいました。幸せなことですよね。患者さんは食欲が出てくると、寝たきりだった人でも『ちょっと散歩してみたい』とおっしゃったり、表情が生き生きと明るくなったりする。気持ちが前向きになるんです。つまり、食べられることで自分は生きられる、と確認できるわけです」

多くのスタッフの尽力のもと、イベントメニューは20年以上続いている。どんなに忙しくても、阪神淡路大震災直後に1回休んだだけという。

患者給食の個別対応が実現できるわけ

病棟勤務の管理栄養士8人は、給食の献立づくり、毎日の食事内容の管理、食材の発注、調乳（新生児向けミルクづくり）、各病棟への配膳、入院患者や外来患者の栄養指導など、毎日大奮闘している。

患者給食は一般病棟とホスピス病棟（23床）合わせて約450食（全607床）分を朝昼晩の3回用意する。一般病棟の患者に対しても献立づくりの内容はきめ細かい。患者給食は一般食と特別治療食に大別され、さらに、年齢別、男女別に摂取量が異なる。一般食のなかでも、患者の容態別に6区分され、ご飯やおかずの柔らかさ（常食、全粥食、5分粥食、5分キザミ食など）が24種類ある。特別治療食では、病気別に23の区分53種類に細分化されている。患者の容態によっては、ハーフ食（1食分の盛り付け量を半分にする）を用意する。

これらの1日1000食を超える食事内容が食事箋という指示書に書き込まれ、毎日、調理場に回される。患者のなかには食材によってアレルギーが出たり、食べてはいけない形状があったりするため細心の注意を払う。

食材には季節感を取り入れる。外出が思い通りにならない患者のために、春になったらタケノコ、夏はハモやアユ、秋はサンマやマツタケ、冬はカブやクリスマスのチキンなど、少し季節を先取りしてお皿に盛りつける。見た目で食欲がわくように、彩りにも気を使う。毎年、2月の節分には恵方《えほう》巻き（太巻き）、3月のひな祭りにはちらし寿司、5月の端午の節句にはお子様ランチなど、行事に合わせた食事も用意する。

これだけ細かく個別対応できるのは、給食に「直営方式」を導入しているからだ。管理栄養士だけでなく、食事に関わるスタッフは調理師も洗い場も、すべて病院職員として採用されている。2007年現在、本館・別館2棟のそれぞれに調理場が設置され、2棟分で調理師25人（調理助手を含む）、洗い場のスタッフが朝夕各8人（パートタイマーを含む）が給食づくりに関わる。

さらに、淀川キリスト教病院の場合、院内のどの部門も独立採算制を取っている。栄養管理課の食材費や人件費などの予算の使途、食材の入札権限や発注、人事の採用権などは管理職が権限をになう。イベントメニューの予算は、これまで国の補助金と通常の給食徴収費を少しやり繰りしながら1食あたり最大700円上乗せして予算を組み、調理師が交替で材料を調達した。「フグ懐石を食べたい！」と言われて、魚市場でトラフグを1匹安価で仕入れたこともあった。

だが、2006年4月からの健康保険法の改正で、国からの補助金（入院患者1人当たり200円）が廃止になった。さらにこれまでは1日1食でも、1日分の給食費を患者から徴収できたが、1食分ずつ加算されるしくみになり、給食にかけられる総予算はますます厳しくなった。が、林さんは「ホスピスの理念を守るためにも、イベントメニューは続けます」と言う。

一方、給食に「委託方式」を導入する医療機関も多い。委託方式は、①病院の給食施設にスタッフを派遣してもらうタイプ、②給食センターで調理された膳を配送してもらうタイプ、の2種類に大別される。患者給食を民間会社に委託している医療機関は、医療関連サービス振興会の全国調査（2003年）によると、全国で53・8%という。

委託方式の場合は直営方式のような個別対応が難しいケースもある。

ところで、②を導入している施設の場合、給食センターが献立までつくってしまうと、管理栄養士は「自分の力を発揮できない」と悩んでしまうという。林さんはそんな相談を受けたときはこうアドバイスしている。

「対外的には、委託先に病院のケアの理念を話してその考えに沿った食事を出してもらうよう調整するという仕事があります。院内の仕事ではベッドサイドに訪問して、患者さんがどんなものが好きか、食べたいのか、食べられるのか探り当てたり、食欲が低下しているときは量を2分の1、3分の1に減らして、食べられたという満足感を得てもらったりするといい。仕事は考えれば考えるほど、アイデアが生まれますよ」

退院後の食事のアドバイス

管理栄養士は退院後の日常の食事や栄養管理について、患者や家族に指導することもある。とくに、「退院後の食事のつくり方」を教えてほしいと質問されることは多い。病院のような食事は手間がかかってとてもできないと思いがちだが、林さんは「大丈夫です。工夫すれば家庭でもつくれます」と言う。

たとえば、一番よく聞かれるとろみ食については、▽りんごのすりおろしなどを含めて離乳食を使うと簡単、▽魚をすりつぶすと臭みが出るので、はんぺんをミキサーにかけるといい、▽ケチャップは香辛料が強いのでトマトピューレを使う、などアドバイスする。さらに、相談を多く受けるという症状別の食事をアドバイスしてもらった。

①食欲不振の場合

・のどごしのよい麵類（冷麵・あたたかいそうめん、そば、うどん）やあっさりした和食などシンプルな献立が好まれる。
・温泉卵（のどごしがいいので、卵豆腐より人気）、冷ややっこ、スープ類（ポタージュ、コンソメ、野菜入りスープなど）も食べやすい。
・果物・ゼリー・アイスクリームなど、甘いものは人気。
・少量で栄養がとれる経口の濃厚流動食（商品名テルミールやブイ・クレス、アイソカル・プラスなど）もお勧め。病院の売店やインターネットなどで購入できる。
なお、栄養素の中でも、亜鉛不足は味覚異常を起こし食欲の低下につながる。

②口内炎がある場合

・固い食べ物は避ける。たとえば、肉類はホワイトシチューなどをつくって柔らかく煮てしまう。ただし、カレーや辛子など刺激になる味付けは適さない。
・魚類は煮魚、焼き魚、魚すきが好まれる。ただし、ポン酢は避ける。
・酢の物や味の濃いもの、辛いものは避ける。薄味が好まれる。
・果物では、みかんやグレープフルーツなど酸味の強い柑橘類、熟したメロン、パイナップルなどは刺激が強いので避ける。フルーツゼリーなどが食べやすい。

・なめらかな卵豆腐、温泉卵、そうめん類などは好まれる。

なお、食事の温度は熱すぎるものも冷たすぎるものも避ける。常温が食べやすい。

③嘔吐・吐き気がある場合（化学療法の副作用によって起こりやすい）

・薄味や冷たくて口当たりの良い食べ物が好まれる。たとえば、プリン、ヨーグルト、温泉卵、冷やしそうめん、果物、ジュース、フルーツゼリー、シャーベットなど。

・1品の食事量を2分の1、3分の1に減らして、食器も小さいものに盛りつけると満足感が得られる。少しずつ品数が多い方が食べ物を選ぶ楽しみも加わる。

・においの強いもの（納豆、ニンニク、ネギなど）は避ける。

・水分の多いもの、一口大の氷片なども吐き気を抑える効果がある。

においで吐き気が起こりやすいため、火を通したものは常温で食卓に載せるとよい。

④味覚異常のある場合（化学療法や放射線療法による副作用によって起こりやすい）

・塩味を苦く感じる場合は醤油や塩分を控えて、だしや酢、風味（ゆずやごま油）などの素材を生かした献立にするとよい。

・甘味を感じやすいときは砂糖やみりんなどを使った煮物は避けて、お浸しやサラダなどを。酢の物はポン酢などを利用するとよい。

なお、味覚異常のときは味の濃い食べ物が好まれる。たとえば、お好み焼き、たこ焼き、焼きそば、菓子パンなど。味噌汁やスープなどで味を濃くするのもよい。冷やしそうめん、アイスクリームも人気。

⑤腸閉塞のおそれがあるとき

・食物繊維の少ない食品（ヨーグルトも好まれる）や、少量で栄養のある濃厚流動食を活用するとよい。

このほか、患者は体調の良いときに食べたい物だけをほしがることが多い。その工夫として、次のようにアドバイスする。

「プリンやシャーベット、アイスクリームなどを冷蔵庫や冷凍庫に常備しておくとよいでしょう。料理はレトルト食品などを利用して、上手に組み合せると便利です。さらに、患者さんは部屋に閉じこもりがちになるので、気分を変えるためお弁当を持って外に散歩に出ることもお勧めします」

社会人経験のある管理栄養士が増加

林さんが管理栄養士を目指したのは高校時代だった。きっかけは、おじが腎臓を患って栄養指導を受けていたことからだ。林さんの母親は、いつも「病院の栄養士さんというのは、素晴らしい仕事ね」とほめていたという。大学では理系を専攻していたが、「女性は手に職が必要」と言われて育ったため、当時、大変難しい仕事とされていた、管理栄養士の資格を卒業と同時に取得した。

最初に勤めた大阪医科大学附属病院（高槻市）では、栄養士の仕事を一人で数人分こなし、「調理場の大鍋の前でフウフウ言いながら料理をつくっていたこともあった」と振り返る。その後、長女が幼いころよく通院していた淀川キリスト教病院と縁ができ転勤してからは、ホスピスの理念「患者は最期に何をしてもらいたいか。私たちは何をしてあげられるか」を、生活の基本である食事でどうかなえられるか追求してきた。

だが、患者が望んでも、病院では難しいこともある。

「我が家の味が食べたい」という男性には、いつも妻が食事を病院に持ってきた。ある日、患者から「妻を休ませてあげたい。食事のつくり方を習ってくれないか」と頼まれ、林さんはいろいろ考えた。が、この願いをかなえることは難しいと感じた。このとき、自分の仕事には限界があると気づいた。

「たとえ、私が奥様に習って同じ素材と手順でつくったとしても、長年培ってきた手料理の微妙なおいしさを出せるわけではありません。患者さんにとって一番のクスリは、『おいしいと思えるものを食べられること』とわかりました」

後進の指導にも積極的に携わる。この病院では、管理栄養士の資格取得を目指す学生の臨床研修を受け入れる。最近、社会人になってから管理栄養士を目指す人が増えているそうだ。学生と異なり、社会経験のある人は目的意識がはっきりしていて、精力的に勉強していくという。この仕事に向いている人はどんな人か。林さんは3点あげた。

①食べ物の好き嫌いのない人（献立に偏りが出る可能性が高い）

②食べ物に興味がある人

③栄養全体を広い視野で、貪欲に勉強できる人

林さん自身、食べることが好きで、週末に家族と街を歩いても新しい食品や流行りのメニュー、どんな物を注文しているかなど、いつのまにかチェックしているという。

「とにかくこの仕事に就きたい人は、自分で食べて、おいしいと思える感覚を養ってほしいですね。また、面接で『私はホスピスの栄養士になりたい』と言う人がいますが、ホスピスは病院の栄養管理業務の一つに過ぎません。患者さんの栄養について全般的に幅広く知識を身につける姿勢で臨んでほしいです」

クリスチャンの林さんは、いつも朝、勤務前に病院の礼拝堂で祈りを捧げる。最近、岡山に住む学生時代の親友が、五十代でがんで亡くなった。彼女ががんになったと連絡してきたときは、あまりにも忙しくてすぐに手を差し伸べられなかった。が、彼女は最期に大阪まで林さんを訪ねて来た。そのとき、いろいろな話をしていたので葬儀の日は、「あなたのおかあさんは、こんなメッセージを残していたよ」と娘さんに一言知らせたくて、すべての仕事を置いて岡山行きの新幹線に飛び乗った。

「ホスピスという職場で働いていたことで、がんになった親友の苦悩を聞いてあげることができて、少しは役に立ったかなと思います。このとき、自分の職業の価値を初めて認めることができたんですよ」

聖書には、没後、「あちら(神の国)で会いましょうね」という言葉がある。

「死というのは、決して後ろではなく、前にあるものです。つまり、ポジティブな意味ですよね。前にあるものは、自分も家族も、友人も何とかして乗り越えていかなければなりません」

林さんはそう話し終えた。

言語聴覚士

訓練で満足度が高まる
「話す」「食べる」をあきらめないで

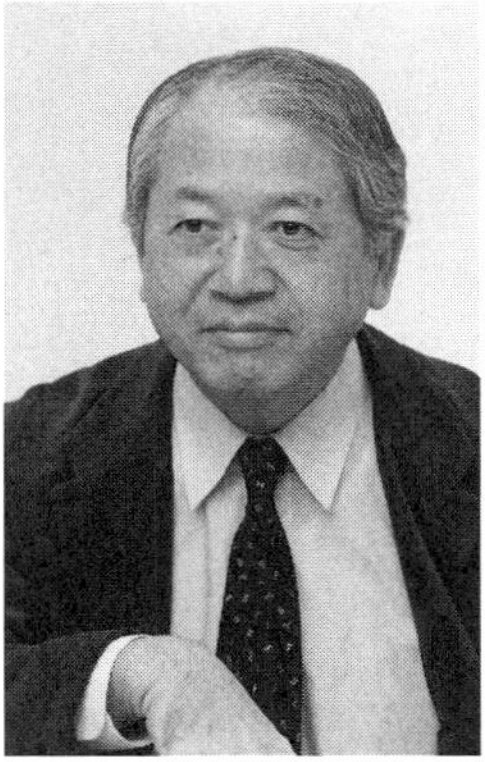

熊倉勇美さん
川崎医療福祉大学教授

1947年生まれ。日本社会事業大学卒。伊豆韮山温泉病院、兵庫医科大学病院、有馬温泉病院を経て、98年から現職。共編著に『口腔・中咽頭がんのリハビリテーション―構音障害、摂食・嚥下障害』（医歯薬出版）。

不明瞭な発音はリハビリで改善できる

「新聞、取って」

生活の中のそんな何気ない言葉が、もし突然、うまく発音できなくなったら……。

言語聴覚士の熊倉勇美《くまくらいさみ》さんは言う。

「コミュニケーションの手段には、言葉を話すほかにも筆談、ジェスチャー、指差し、目で合図するなどがありますが、どの方法でも思い通りに意思を伝えることは難しい。自分の気持ちをうまく表現できないということは、非常にストレスを感じるものです」

口腔がん（舌、口腔底《こうくうてい》、歯肉、硬口蓋《こうこうがい》、頬粘膜《きょうねんまく》などにできるがん）や中咽頭《ちゅういんとう》がん（口の奥にある軟口蓋《なんこうがい》、扁桃《へんとう》、舌根《ぜっこん》などにできるがん）では、手術で舌の一部、下あご、軟口蓋（上あごの奥のやわらかい部分など）を切除することがあり、切除する場所や範囲によっては発音に障害が残る。放射線治療後も、照射した部分に炎症や痛み、むくみが起こったり、唾液腺や舌が萎縮したりするなどして同じような後遺症を残すことがある。

「しかし、失われた機能があっても、残された能力を訓練で引き出せば、日常生活の不自由さを軽くすることはできます」

言語聴覚士は患者の発音を丁寧にチェックして、どうしたら解決できるか専門的にアドバイスしてくれる。

どのようにリハビリするのか。熊倉さんから発音訓練の例を紹介してもらった。

＊

20代の学生A子さんは5年前、舌の表面に小豆大の白斑《はくはん》ができた。痛みがなかったので放置していたが、辛味や酸味のある食事をすると、しみるような感じがした。歯の治療のとき歯科医に相談したら、「口内炎でしょう」と言われて塗り薬をもらったが、数カ月経っても、それは治らなかった。

半年後のある日、白い腫れが舌の側面や舌先まで広がっていることに気づいた。すぐに大学病院の耳鼻咽喉科で診てもらい、詳しい検査を受けたところ、「2センチの舌がん」と診断された。早期の場合、放射線療法の一種の小線源治療（放射線発生源を密封した針を病巣部に刺す治療）を受けることができれば発音障害は残らない。A子さんもその治療を希望したが小線源治療ができる医師が地元で見つからず、主治医と相談して舌の一部を部分切除した。

退院後、発話機能に後遺症が残った。A子さんがはっきり言葉を発音できないので、相手は十分聞き取れない。まるで、飴玉を頬張っているような話し方になってしまう。A子さんには「英語を習得して、外資系企業で働きたい」という希望があったため思い悩み、手術した病院で相談した。が、主治医は「大丈夫です。十分コミュニケーションは取れていますよ」と言うばかりで、アドバイスはなかった。

A子さんがインターネットでいろいろ調べたところ、言語聴覚士が術後の発音を矯正してくれることを知り、熊倉さんを訪ねた。初診で熊倉さんはA子さんの悩みや困っていることを聞き、さらに、一音一音、分析したところ、とくに、タ行、ダ行、パ行の発音がサ行やハ行に聞こえて、うまく伝わらないことがわかった。しかし、

「舌の部分切除の場合は、数ヵ月訓練すれば、ほぼ100%よくなりますよ」

という熊倉さんの一言でA子さんは希望を持つことができ、片道1時間かけて、週1回40分間のリハビリに通うことになった。

毎回の訓練では鏡を見ながら、舌、くちびる、あごを前後・左右・上下に動かし、うまく発音できたときのスピードや位置を確認して覚えた。テープに声を録音して聞きながら練習した。さらに、会話中、自然に舌を動かせるように「たまご」「あたま」と、単語のどの位置にタ行がきても言えるよう、何度も繰り返した。

その結果、A子さんは半年後に発音の障害を完全に克服でき、いまは念願の外資系企業で働いている。

発音のしくみとリハビリの効果

言葉を発するとき、私たちはくちびる、舌、軟口蓋、下あごを動かして音をつくる。母音は舌の高さ、位置、くちびるの開き方の組み合わせで音を出し分ける。たとえば、「あ」の音は舌を口の中の中央に低く置いて、下あごを大きく開く。「い」の音は舌を前方に高く持ってきて、下あごを小さく開いて音を出す（次頁図1）。

子音はくちびる、歯、歯茎、軟口蓋のどれかを開けたり閉めたり、狭めたりしながら音をつくる。声帯が振動するかしないかでも音が変わる。たとえば、パ行音は軟口蓋を閉じて、くちびるを勢いよく開きながら音を出す。マ行音はくちびるを開くと軟口蓋が下がるので、吐き出す空気が鼻腔に回り、鼻に響く音になる（図2）。

だが、舌を切除すると、おもにタ行、ダ行、カ行、ガ行、サ行、ザ行の音が発音しづらくなる。

舌切除には、がんのできた場所や大きさによって、①舌部分切除、②舌可動部の半側

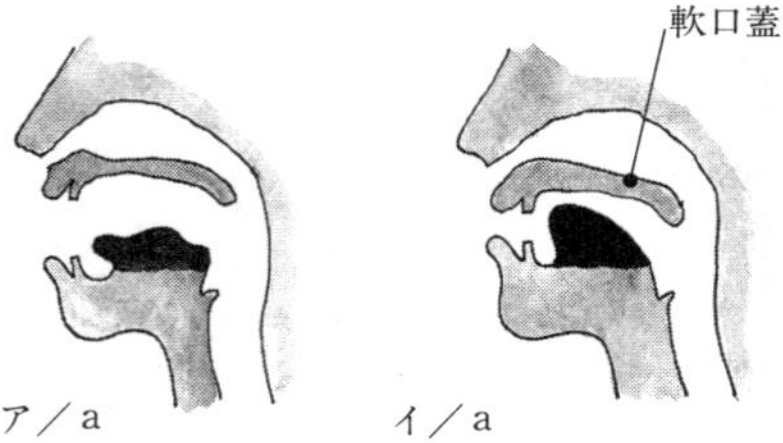

図１　母音を発音するときの口腔内。舌の高さと位置、くちびるの開け方によって音をつくる

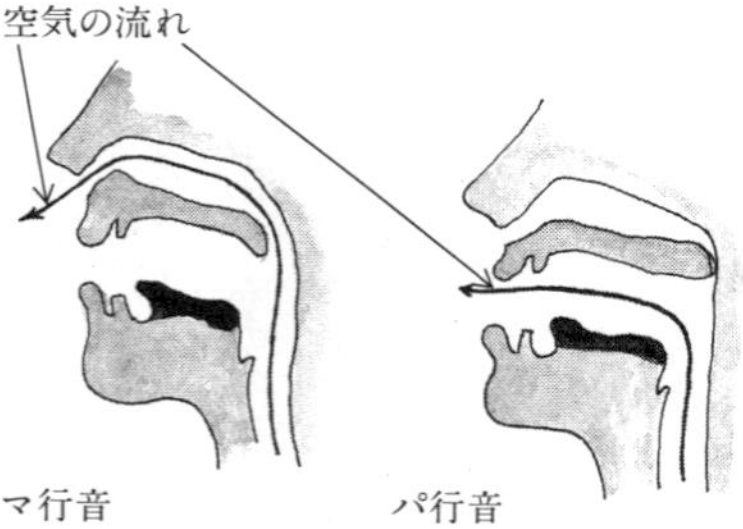

図２　子音は口腔と喉のさまざまな器官を働かせて空気の流れを変え、音をつくる

切除、③舌可動部の亜全摘（半分以上〜大部分を切除すること）と全摘、④舌根部を含む半側切除、⑤舌根部を含む亜全摘と全摘の５種類がある（次頁図３）。前述のＡ子さんは①だった。②〜⑤の場合は、再発を防ぐために舌を大きく切除するので、その欠損部を皮膚や筋肉組織を使って再建する。このように舌を切除したり再建したりすると、舌の変形、麻痺、筋力の低下が起こり発音に影響を与える。顔や首の手術痕が気になり、マスクをしたりタオルやハンカチで顔を隠して話をしたりすると、よりいっそう言葉が聞き取りにくくなる。

　リハビリで、①と②は訓練に数ヵ月かかるが、ほぼ術前と同じ程度まで戻る。それでは③と④は、どのくらい発話機能が改善するのか。次のような例を紹介してもらった。

*

進行舌がんで舌可動部を亜全摘した（図3－3、3分の2切除）30代のB子さんは、再建手術を受けたが、切除した部分の欠損部をうまく埋めることができなかった。このため、術後当初、発音の明瞭度が術前の3割程度しかなかった。これは、慣れた人に対してなら、表情や手ぶり身ぶりがコミュニケーションを補って会話が成立する。

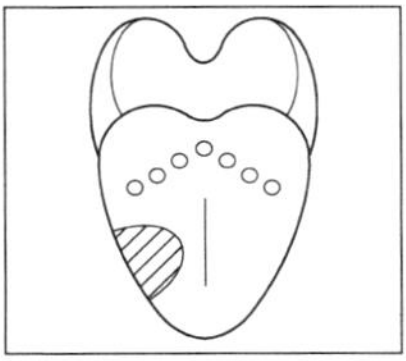

図3－1
部分切除　発音や摂食・嚥下の障害度は軽微。数ヵ月のリハビリでほぼ100％治る

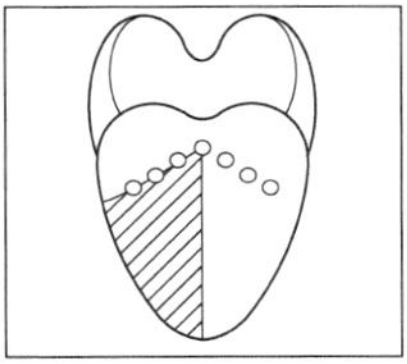

図3－2
舌可動部の半側切除　障害度は中等度、リハビリで80％改善する

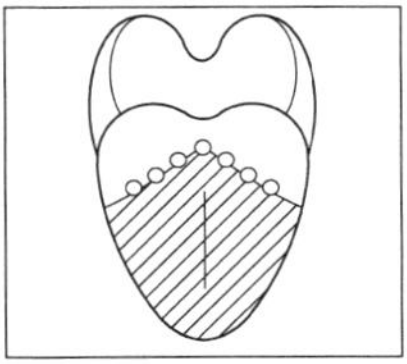

図3－3
舌可動部の亜全摘（半分以上～大部分の切除）と全摘

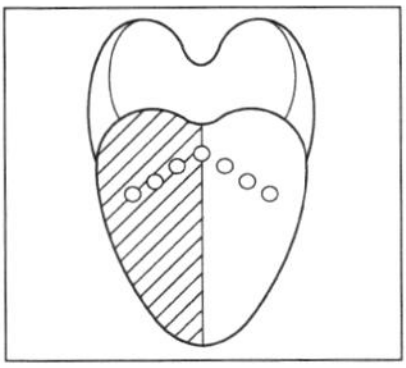

図3－4
舌根部を含む半側切除

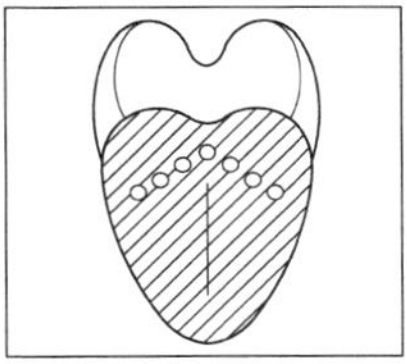

図3－5
舌根部を含む亜全摘と全摘

だが、電話ではそれができないので難しい。B子さんは建築会社で事務の仕事をしていたが、それでは困るので、発音の訓練を受けることになった。地道に訓練を続けたところ、1年後、術前の8割まで発音が戻った。少し舌ったらずな話し方に聞こえるが、会社で電話業務もこなせるようになった。

やはり、進行舌がんと診断された30代のC子さんは手術で舌を全摘(図3-5)し、切除部分には腹直筋を持ってきて舌の形をつくった。が、術後数日経ち、食事も会話もできなくなった現実に気づいて、愕然としてしまった。その後しばらく泣いてばかりいたC子さんに、熊倉さんはこう声をかけた。

「いまはうまく話ができなくても、訓練すれば、いまのような状態ではなくなりますよ。少しでもよくなるようがんばりましょう。私もお手伝いします」

だが、C子さんは意欲を失っていたので、なかなか訓練がはかどらなかった。熊倉さんのリハビリの時間がきても、話をせず、視線も合わせない。それでも、熊倉さんは時間が来たらいつもC子さんの病室に足を運び、基礎訓練を続けながら、いろいろ話しかけた。が、すっかり気落ちして無口になったC子さんからは、ほとんど返答がなかった。

ある日、熊倉さんは同じ時期に入院したB子さんに、C子さんの話をした。C子さんのご主人にも、B子さんの話をした。数日後、明るいB子さんはC子さんの部屋を訪ねて、手術後の様子を話して、帰り際にこう言った。

「おたがい、つらくてもがんばりましょうね」

C子さんはその日以来、少しずつだったが訓練に励むようになった。週単位で変化が出てきて、熊倉さんが「カ行の発音が改善されていますよ」と言うと、C子さん自身あまり実感はなかったようだが、表情はうれしそうだった。2ヵ月後、発音は術前の3割まで戻った。さらに、入れ歯のような形の舌接触補助床を使い始めたら、口腔内の天井(硬口蓋)の位置が低くなり、発音の明瞭度が1、2割上がった。

1年後には術前の6割まで発話機能が改善し、いまはすっかり気持ちも明るくなり、接客業をしている。

＊

熊倉さんは、毎回、C子さんの部屋を訪ねた理由をこう話す。

「患者さんが心を閉ざしているときは、もちろん私もつらい気持ちで一杯です。でも、こういうときは、患者さんから逃げてはいけない。医師も看護師も忙しい日常で、患者さんが一人ぼっちになってしまうからです。『もう、部屋に来ないでくれ』と言われたら仕方ありません。そうでなければ、必ず約束通り部屋に行き、『私はあなたのリハビリを手伝うことができます。必ず力になりますよ』とメッセージを送っています」

発音訓練は、開始からすぐ改善したと実感できるわけではない。自分でわかるようになるのは、毎週1回40分の訓練を受け続けた場合、早い人でも1ヵ月かかるという。その間、患者は同じ訓練をコツコツ続けて、熊倉さんは懇切丁寧にその発音を評価する。

「言語聴覚士が歩く方向や距離、必要な時間を示しますから、目的地のオアシスは、きちんと見えているんです。そこを目指して、言語聴覚士は患者さんと一緒に歩いていきます」

たとえ訓練の結果、オアシスにたどりつかなくても、一緒に歩いたことが大切になるという。

なお、喉頭がんで喉頭を摘出すると、声を出す機能が失われる。この場合、①小型のマイクのような器械をのどに当てて声を出す方法(人工喉頭)、②喉頭の代わりに食道の粘膜を震わせて音を出す方法(食道発声)などがある。人工喉頭の使い方は言語聴覚士が教えることもあるが、食道発声は患者会が中心になって指導している。

嚥下機能もリハビリと工夫でよくなる

さらに、口腔がん（おもに舌がん）、中咽頭がん、下咽頭がんの舌や咽頭部の切除後、放射線治療後では、摂食・嚥下《えんげ》機能が低下する。摂食というのは、食べ物を目で見て認知して、どうやって、どのくらい食べるか判断すること。嚥下とは、咀嚼《そしゃく》した食べ物をのどから胃に飲み込むことを指す。どうして不自由になるのだろうか。

「ふつうは、食べ物を臼歯に置いて、頰と舌の力でまんべんなく噛みつぶしています。が、切除や放射線治療で舌が小さくなると動きに制限ができ、筋力も低下するので咀嚼が難しくなるものです。たとえなんとか噛み砕くことができても、飲み込むための塊をうまくつくれなくなったり、それを喉の奥へ運んだりするのが難しくなります」

だが、これも発話機能と同じように、リハビリで取り戻すことができる。

熊倉さんは、こんな例を紹介してくれた。

＊

公認会計士だった男性Dさん（70）は、舌根にがんができて「中咽頭がん」と診断された。当時、すでにがんが進行していたので、放射線治療の適応にならず、手術で舌を亜全摘（5分の3切除、図3－5）した。が、後遺症として発話と嚥下の障害が残ったので、担当医の紹介で熊倉さんのリハビリを受けることになった。

術後2ヵ月の初診のとき、Dさんは鼻から胃までチューブを入れて流動食の形で栄養を摂っていた。会話は筆談だった。熊倉さんがDさんの舌をよく診たところ、検査の結果によっては栄養チューブを外せるのではないかと考えた。そこで、嚥下機能の検査をした。「ビデオ嚥下造影検査」で液体やゼリーなどを飲み込む様子をレントゲン造影したところ、誤嚥《ごえん》のないことがわかり、その場で鼻に装着していたチューブを外すことができた。帰り際に、Dさんは言った。

「本当にうれしいですね。先生にお会いしなかったら、一生このままの姿でした」

それまでは見た目を気にして、人に会うことを避けていたという。

さらに、Dさんは食べ物の咀嚼や飲み込むための訓練も始めた。

たとえば、口腔内、のど、食道までの一連の動きを強化するために、飲み込むときの塊をつくる（舌を前後・左右・上下に動かす）、そしてそのときの姿勢を練習した。

実際の食事時間を使って訓練することもある。その場合は食べるときの姿勢や食べる量などを工夫していく。たとえば、Dさんの場合はむせることなく飲み込めるよう、右半身を横向きに倒すなど姿勢を変えたり、スプーンやシリンジ（注射器の針を取り除いたもの）で食べ物を舌の奥に乗せたりするなど、いろいろ試してみた。食材の形を「きざみ食にするか」「ペースト食にするか」など決めるため、食べ物の咀嚼能力を分析したところ、柔らかいものなら誤嚥することなく食べられるとわかった。

約1年後、Dさんは「当たり前のように思っていた食べることや飲むことができなくなるのはとてもつらい経験でした。でも、訓練を続けた結果、好きなお酒が飲めて焼き肉を食べられたときには本当に涙が出ました」と話していた。

＊

患者が言語聴覚士と接するのは、術後、しばらく経ってからのことが多いそうだ。が、医師の判断で、術前に言語聴覚士も一緒に面接し、訓練の内容を説明することもある。そのほうが不安を軽減させることができるという。摂食・嚥下機能も発話機能の訓練と同じように、障害が軽くなったことを実感するまで、本当に地道なプロセスを踏む。「話す」「食べる」は生活の基本なので、患者はできるようになると「ああ、よかった」と安堵する気持ちのほうが強いそうだ。が、本当はそれこそが日常生活の満足度や人生の充実にもつながる。

「これまで言語聴覚士によるリハビリでは、発話機能やコミュニケーションの障害についての取り組みが中心でした。が、近年、摂食・嚥下に関するリハビリの取り組みが進み、いまこの分野は大きく向上しています。社会の関心も広がり、リハビリを受けられる施設が全国規模で増え、言語聴覚士も病院だけでなく、老人保健施設や特別老人養護ホームに勤務し始めました」

と熊倉さんは話す。

患者から学び、患者にフィードバックする

言語聴覚士は、かつて「言語療法士」「言語治療士」などと呼ばれていたが、97年に言語聴覚士の国家資格ができ、2007年現在、全国に約1万2000人以上いる。

言語聴覚士の研究分野は成人と小児に大別される。成人分野はおもに、▽脳卒中による失語症や発音・嚥下障害、▽高次脳機能障害（脳卒中や交通事故による記憶障害や注意力低下、感情障害など）がある。小児分野では、おもに、難聴、どもり、言語発達障害などへの取り組みが進んでいる。がん術後の言語や嚥下障害の研究者は増えているとはいえ、まだ少数派だ。

熊倉さんは、母親が小学校教諭でよく教え子が家に遊びに来たのを見ていたことから、最初は教員を志望していた。とくに、言語による表現に興味があった。教育と同時に福祉にも関心を持ち、福祉専門の大学に進んだが、大学2年のとき、書店で本を見ていて言語聴覚士の仕事について知り、臨床実習に行くなどして知識を深めた。

大学卒業後は伊豆韮山温泉病院（静岡県田方郡）に就職した。その施設では、脳卒中後遺症に多い失語症の患者を診ることが多かった。「どうして、言葉が出てこなくなるのか」「言い間違いをしてしまうのか」などを研究した。

その後、がん領域の発話・コミュニケーション、摂食・嚥下領域でも広く臨床研究を重ねた。とくに、1980年ごろからは「舌がん術後の構音（発音）障害」について、患者の術後の口腔内とリハビリの訓練経過を一例一例調べた結果、「切除時、舌のどの部分を残すと、この音がうまく出る」などが明らかになった。

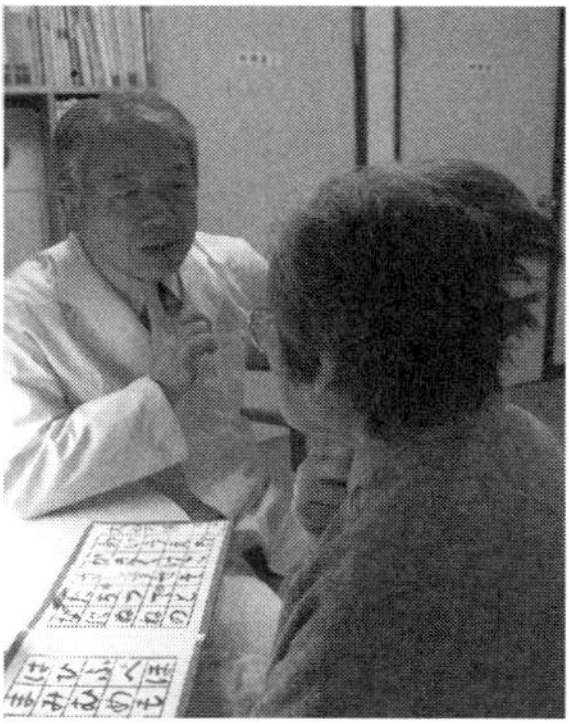

患者と訓練中の熊倉さん。「言語聴覚士は患者さんと一緒に歩く」という

「この仕事に就いたばかりのときは、専門書

が少なかったので、毎日、患者さんと向き合いながら知識と経験を積み上げました。やがて、『がん患者さんの悩みは、どんなことか』『どんな訓練をすればいいか』など、少しずつわかるようになった。つまり、患者さんから学んだものを患者さんへフィードバックしてきたわけです」

だが、専門書に書いてあるからといって、そのとおりにやってみても、実際、うまくいくとは限らないという。

「リハビリでは発音や嚥下の障害の部分だけを診るのでなく、患者さんを取り巻く生活すべてを視野に入れて接していく必要があります。さらに、いかに患者さんの不安を解消し、リハビリを続けていくためのモチベーションを持ち続けてもらうかも考えなければならない。そんなときは、『もし、自分の親が患者だったら、どうしてほしいか』を起点に考えると、患者さんの気持ちをうまく理解することができます」

患者がどんなことを不安に思っているか知るために、熊倉さんはときどき「今朝、起きたとき、最初にどんなことを考えましたか」と質問することがあるそうだ。

「朝一番というのは、そのとき一番気がかりなことが思い浮かぶものです。リハビリ中の患者さんは、朝起きるといつも、『あぁ、つらいな。うまく話せない』と思うようです。でも、それが家族のことや遊びに行くことの話になってきたら安心しますね」

この仕事に向いているタイプは、好奇心があり、人間や人の生き方に興味がある人という。「こういうとき、あの人はどう思うか」というイマジネーションが、もっとも大切になるからだ。たとえば、熊倉さんはテレビを見ているときにニュースが流れると加害者や被害者の気持ちを考えたり、発言者のコメントに対して「本音はどうかな」と思ってみたりするそうだ。趣味は美術館や城跡めぐりだが、画家の気持ちや歴史上の人物の当時の行動や考え方に思いを巡らすこともある。受け持ち患者のこともいつも気になり、病院から帰宅後も気づくと、「あの人はなかなか、障害が改善しないな」などとぼんやり考えている。

最後に熊倉さんは、患者に対してこうメッセージを送る。

「口腔がんはがん患者全体の数％に満たないことから、リハビリの情報量が少なく、日常生活で困っていてもあきらめている人が多くいます。でもぜひ、言語聴覚士を探してほしい。とくに発話機能は時間が経ってから向上することがあります。うまくいかない場合は、専門家ごとにアプローチが異なるので指導者を替えるのも手立ての一つです」

※言語聴覚士を探すには：日本言語聴覚士協会のＨＰを参照

リンパドレナージセラピスト

日本の医師が軽視する
リンパ浮腫のつらさを解きほぐす

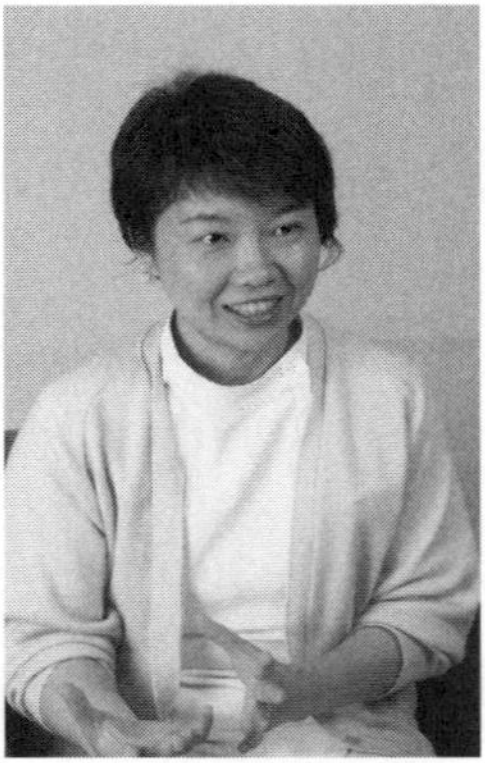

佐藤佳代子さん
後藤学園附属医療施設リンパ浮腫治療室室長

1974年生まれ。高校を卒業後、学校法人後藤学園神奈川衛生学園専門学校で３年間学ぶ。96年渡独。ドイツ・フェルディクリニックと併設の養成校でフェルディ式「複合的理学療法」を学び、公認MLD（リンパドレナージセラピスト）の資格取得。2000年に再び渡独し、MLD専門教師資格を取得。01年から現職。著書に『リンパ浮腫治療のセルフケア』（文光堂）など。

リンパ浮腫は治療で改善できる

子宮がん、卵巣がん、乳がん、前立腺がん、大腸がん、頭頸部がん（喉頭がん、甲状腺がんなど）、悪性黒色腫（メラノーマ）などの手術や放射線の治療では、「リンパ浮腫（浮腫＝むくみ）」という後遺症に悩まされることがある。

症状は、治療した患部周辺の皮膚が膨れあがるほどむくむ。おもに、手脚に多く見られるが、顔、胸や背部、下腹部、陰部、腰やおしりなどにも起こり、持っている服が着られなくなったり、包丁や掃除機をうまく使えなくなったりするなど、日常生活に大きな支障をきたす。鈍痛、だるさ、不快感などが長期にわたってともなうこともある。術後すぐに発症する人もいれば、数年後、十数年後に症状が出る人もいる。治療によって起こるとはいえ、大変つらい合併症だ。

これまで、患者が主治医に症状を訴えても「治療法はない。がんになっても助かったんだから、我慢するように」「乳がんや子宮がんの手術後は、みんなむくむんだから、諦めなさい」と言われる人が少なくなかったそうだ。医師から「あなたのようなリンパ浮腫は脚を切断するしかない」と言われて、仕方なくそうしてしまった人もいたと聞く。

だが、リンパ浮腫は治療で改善する。

リンパドレナージセラピストの佐藤佳代子《さとうかよこ》さんは言う。

「患者さんは、街を歩いていても視線や声が気になり、それが深い悩みとなって精神的にも追い詰められると話します。こんなエピソードを聞くたびに、適切な治療を受ければむくみや気になる症状を改善できること、限られた情報だけで自分の人生を決めないでほしいと伝えていかなくてはなりません」

治療ではどんなことをするのか。患部はどのように変化していくのか。佐藤さんが、次のような例を紹介してくれた。

＊

50代のA子さんは子宮頸がんと診断され、広汎子宮全摘術（子宮、卵巣、卵管、骨盤内のリンパ節の切除）を受けた。術後は無事退院し、1カ月後には術前と同じような生活に戻った。が、2年後のある日、新しい服を買おうと試着室の鏡で自分の姿を見て、両方の太ももの内側が異常に膨らんでいることに気づいた。

最初の頃は長時間歩いた日、夜になると症状が出た。そんなときは、足を高くして一

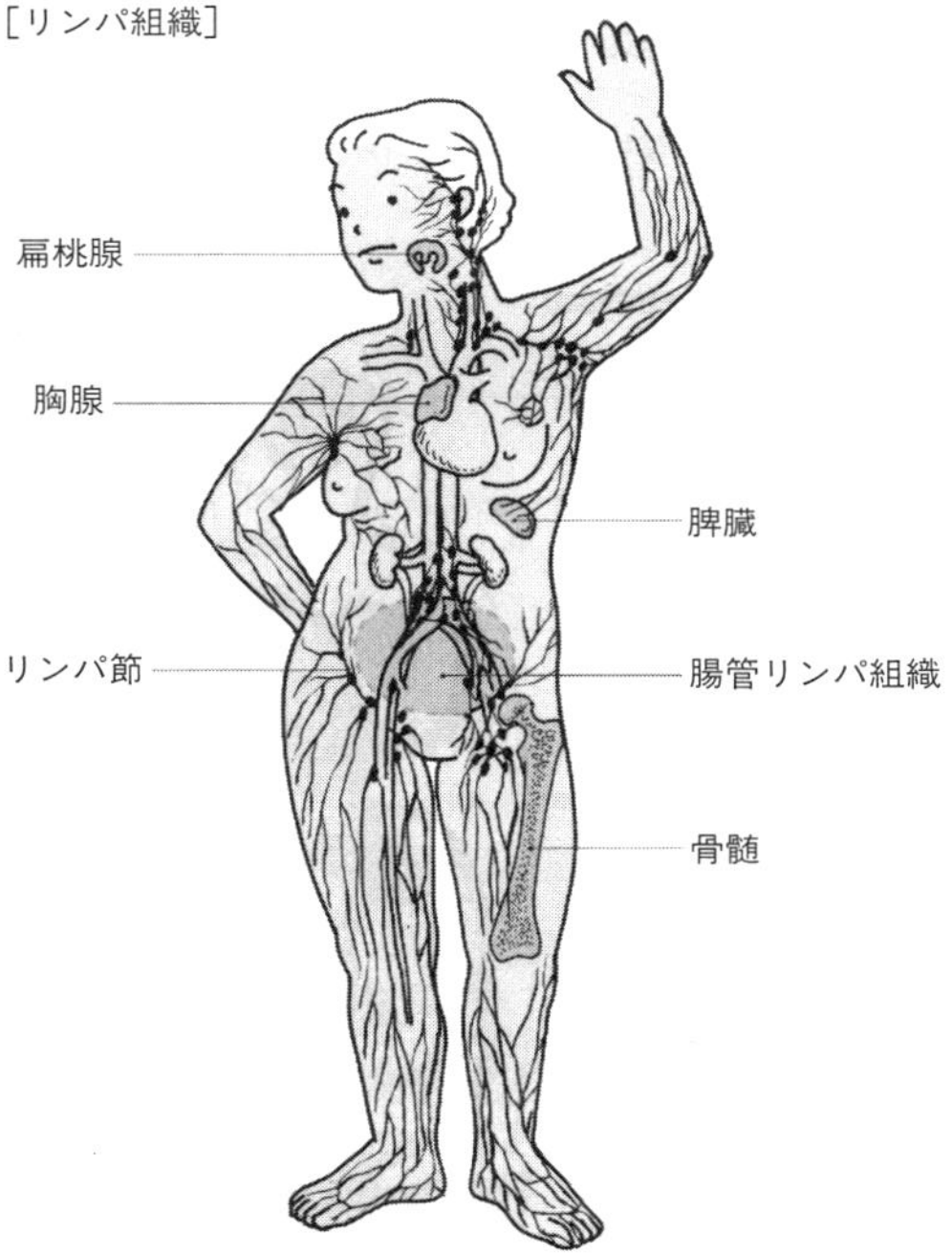

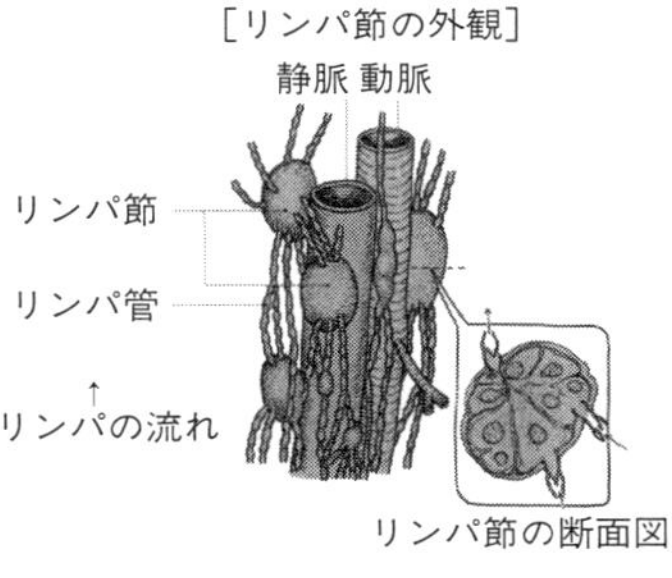

人体のリンパ組織（上）と、リンパ節の外観(右)。リンパ管は血管と同じく全身に張りめぐらされ、リンパ液・リンパ球によって免疫をつかさどっている(『リンパ浮腫治療のセルフケア』佐藤佳代子著　文光堂より)

晩寝ると治った。が、しばらくすると、太もものむくみや体のだるさを頻繁に感じるようになった。自宅近くの医師に診てもらったら利尿剤を処方されたが、むしろ服用前よりだるさや疲れを強く感じた。やがて、むくみは太ももだけでなく下腹部や外性器まで広がった。A子さんが困り果てて婦人科医を受診したところ、「子宮がんの術後のリンパ浮腫を発症している」と診断された。

リンパ浮腫は、体内のリンパ管系のしくみが崩れることによって起こる。

リンパ(リンパ液)とは血液と並ぶ体液成分のひとつで、リンパ管の中を流れている。血管と同じように、体中に張りめぐらされているリンパ管には小豆大のリンパ節があり、リンパ液が運んで来た老廃物や細菌類、がん細胞などを処理している。

ところが、手術でリンパ節を切除したり、放射線で皮膚を照射したりすることによって、リンパ管がリンパ液をうまく運搬できなくなることがある。すると、細胞の隙間で栄養と老廃物を交換している組織間液という水分や、リンパ管に吸収されない老廃物や細菌類などが皮膚の下の組織に過剰にたまってしまう。この状態が続くと、皮下組織が線維化して硬くなったりむくみが出たりする。

A子さんは子宮がんの患者会に相談して、リンパ浮腫専門の治療室を紹介してもらっ

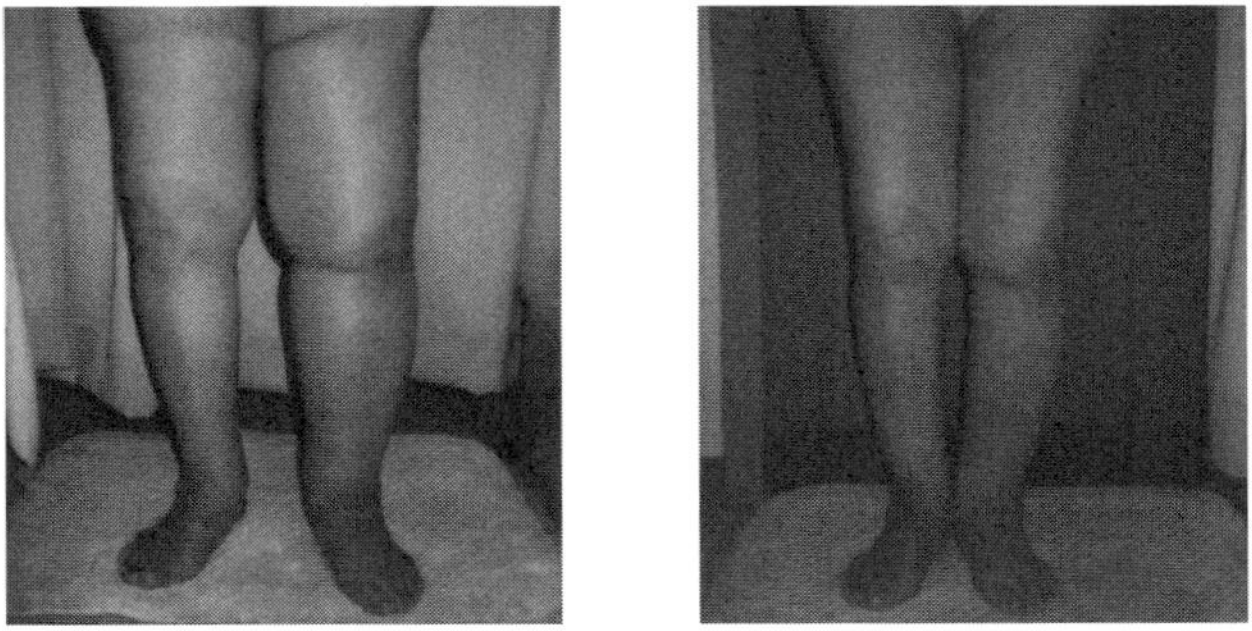

婦人科系がん手術後にリンパ浮腫を発症した患者の脚（左）は、リンパドレナージをはじめとする複合的理学療法によって改善した（右）

た。初診日は併設のクリニックで診察を受け病状を確認し、治療室で個別のケアプログラムをつくってもらう。佐藤さんは、当時をこう思い出す。

「A子さんは術後、静脈血栓症（太ももなどの静脈に血栓ができること。この血の塊が血流にのって肺に届くと「肺塞栓症」になり死に至ることもある）を予防するため、入院中、脚の付け根までのタイプの医療用弾性ストッキングを処方され、退院後もそれをはかれていました。そのストッキングは、足首が１００％、ふくらはぎは70％、太ももあたりで40～50％と体幹部に向かうにつれて圧力が弱まるように設計されていて、体液の流れを改善する効果があります。ところが、A子さんの場合はストッキングの形が適切でなく、しかも上の端が丸くなり強く食い込んでいました。このため、太ももより上方にリンパ液が流れにくくなり、両方の太ももやお尻が変形してしまったのです（前頁写真参照）。パンティストッキング形のものが処方されていれば、そのような症状は出なかったでしょう」

こんな状態になるまでには、1週間、人によっては1ヵ月以上かかることもある。が、リンパ浮腫の初期は自分では気づきにくい。ある日ハッと気づいたら、自分の脚が倍の太さになっていたということはよくあるそうだ。

その日、佐藤さんはA子さんの脚の変化を丹念にチェックした。そのあと、むくみを改善するためのリンパドレナージを開始した。佐藤さんはA子さんの脚の皮膚に手のひらをゆっくりと沈ませるように置き、やわらかく円を描くように手を動かしながら、水分やリンパ液を体幹部方向に誘導した。60分間のマッサージが終わり、ベッドから起き上がって立ってみると、A子さんの両方の太もものだるさは改善し、楽になっていた。地方に住んでいたが、その後も毎月1、2回上京し治療を続けた。

マッサージ後は、両脚に保湿クリームを塗ったあと、弾性包帯で圧迫した。弾性包帯を巻かないときは弾性パンティストッキングをはいてケアを続けた。1年後、治療前にはむくみで盛り上がっていた左太ももは57・5↓43・3センチと約14センチも細くなった。右太ももは50・1↓44・3センチと5・8センチ細くなった。最後の治療から4年経ったが、いまはセルフケアでいい状態を維持している。ときどき、心配事のあるときには電話で質問をして、佐藤さんやスタッフに答えてもらっている。

＊

手術や放射線治療を受けていない場合でも、長時間立ち仕事をしたり寝たきりの状態だったりすると、筋肉の働きが低下しリンパ液などの水分を運ぶ力が弱まって、脚がむくむことがある。この場合は、しばらく経つと元に戻る。一方、リンパ浮腫はそのまま気づかず過ごしていると、皮膚が乾燥してカサカサしたり線維化が進んで皮膚に厚みが出たりするなど、特徴的な変化が見られるようになる。

男性もリンパ浮腫で悩んでいる

リンパ浮腫は婦人科系のがん、乳がん体験者に圧倒的に多いが、男性でも少数だが人に打ち明けられず、切実な悩みを抱えている人がいる。

たとえば、前立腺がんの外科手術と放射線治療を受けた70代のBさんは、治療後にリンパ浮腫が起きてしまい、両太ももと陰嚢《いんのう》が通常の2〜3倍に膨らんでしまった。このため、足を前へ出そうとすると擦れてしまい、うまく歩けなくなった。

ところが初診時、佐藤さんがマッサージによる治療を終えると、むくみはその日から改善した。さらに、太ももと陰嚢の間に隙間ができるよう工夫した手づくりのガードルをつくり、治療開始8日目からBさんに使ってもらったところ、とても歩きやすくなった。来院2回目からは太ももの計測値が2センチ減少し、陰嚢も小さくなったという。その後、10回にわたって治療に通って、いまでは日常生活に困らなくなった。

近年になって、国内外でリンパ浮腫を軽減するための手術が研究されるなど、外科医はいろいろな工夫をしているが、ヨーロッパでは1970年代からリンパ浮腫になってしまったときに治療を受けられる専門の病院があり、健康保険の適用にもなっている。が、日本ではその導入が遅れていて専門の医療施設が非常に少なく、その存在すらあまりよく知られていなかった。

日本の医師がリンパ浮腫とその治療法について明らかに関心が低いと思われるデータもある。リンパ浮腫の患者会「あすなろ会」が2000~05年、会員の入会時にアンケートを取ったところ、▽「治療前、リンパ浮腫の可能性について説明を受けなかった」660人中450人(約68%)、▽「退院時、リンパ浮腫の可能性や日常生活の注意を聞かされなかった」660人中470人（約71％）、▽「病院で、むくみの適切な診断・治療・指導を受けられなかった」723人中（原発性リンパ浮腫の患者を含む）559人（約77％）という結果が出た。

あすなろ会のスタッフの話によると、特に婦人科系がんでは、排尿・排便障害については説明があるものの、リンパ浮腫は外見上のことという理由で軽視され、医師が術後の後遺症として認めたがらないという。一方、静岡がんセンターの調査報告「がんと向き合った7、885人の声」によれば、婦人科系がん患者が悩んでいる症状・副作用・後遺症の第1位がリンパ浮腫と出ている。

ケアパートナーを得て人生を豊かに過ごす

リンパドレナージ療法は、1936年にフランスの学会で、皮膚病のケアや美容の手法として発表された。その後、ドイツの医師フェルディ教授らが医療分野に取り入れ、世界各国の医師と研究を重ねて、リンパ浮腫の治療法として確立された。それは、①スキンケア、②医療徒手リンパドレナージ療法（リンパ誘導マッサージ）、③圧迫療法、④運動療法の4つのメニューから構成され、「複合的理学療法」と呼ばれている。治療とともに患部をよりよい状態に保つためのセルフケアの指導もする。

〈スキンケア〉リンパ浮腫の治療を始めるまでの経過が長い場合、皮膚が乾燥したり厚みを帯びたりしている。皮膚は虫刺されや水虫などの傷ができると炎症を起こしやすい。施術前にそれらの状態をチェックしたり、皮膚の保湿ケアをしたりする。

〈医療徒手リンパドレナージ療法〉セラピストの手によるマッサージ。リンパ管をやさしくゆっくり刺激しながらリンパの流れを誘導して、むくみを緩和させる。硬くなった皮膚の柔らかさを取り戻す効果もある。

〈圧迫療法〉マッサージで改善された皮膚の状態やむくみを良好なまま維持するため、弾性包帯や弾性スリーブ・ストッキングを着用し圧迫する。

〈運動療法〉圧迫療法しながら運動することで、リンパの流れをより促進させる。手足を動かしたり、30分~1時間程度の散歩をしたりする。

リンパ浮腫は一度発症すると完治が難しい。が、早期から治療を始めることで重症化を防ぐことはできる。

「早期のリンパ浮腫とは体に多少の違和感が出始める時期です。疲れたときや無理を重ねたときには、患部の皮膚を軽く指の腹で押さえるとその跡が残ります」

こんなふうに、セラピストからリンパ浮腫のしくみやマッサージを習い、日常生活に取り入れながら無理なく続けるうちに、この症状とうまくつきあえるようになる。

「たとえ、リンパ浮腫という大きな壁が目の前に立ちはだかっても、実はその両脇は開いているかもしれません。日常生活の中で、一度諦めてしまったことを再開される人は大勢いますよ」

たとえば、お茶、お花、舞踊、テニス、ゴルフなどの趣味やスポーツ、症状が改善するにつれて仕事や家事の範囲も広げることができる。前述のA子さんは、事前にセルフケアを習得し、長時間飛行機に乗ってドイツ旅行をしたそうだ。実は、夫の生前に約束していた旅行だったが、A子さんがリンパ浮腫に悩み、旅行をあきらめてしまった。佐藤さんの治療を受けて心も勇気づけられ、夫の遺影を抱いて旅したという。

「セラピストは患者さんの〝パートナー〟です。自分のことを支えてくれる人がいると気づいたとき、心身の深いところからエネルギーが湧いてきます。リンパドレナージのマッサージによって細胞が本来の働きを取り戻し始めると、体の自然治癒力が向上し、自分の体の症状が改善するとともに痛みや心の内側の憤りにも気づく。すると、閉ざされていた心が柔らかくなって、生き生きした気持ちを取り戻すことができるのです。リンパドレナージがそのきっかけになれば、やがて私たちを必要としなくなります。

セラピストの仲間を増やしたい

佐藤さんがこの仕事を志したきっかけは、小学生のころの闘病体験だった。当時、腎臓の病気で目の周囲や脚のむくみに悩まされ、ふさぎこむことが多かった。が、信頼できる医師や医療スタッフ、家族や友人に支えられて「自分の体を治したい」と思えるようになり、高校生になったときはすっかり回復した。そのころ、東洋医学に興味を持ち医療に携わる仕事をしたいと、後藤学園に入学する。その学生時代に、ドイツから来日した講師の話を通してリンパドレナージ療法を知った。

講師はスライドを用いて、20代の女性の先天的な(がん治療によるものではない)右脚のリンパ浮腫の話をした。治療前、女性はむくみのため体重が110キロあったが、その数カ月後、右脚は左脚とほぼ同じくらいに改善され、体重も59キロまで減っていた。

「講師の話と映像はとても衝撃的でした。これは体にも心にも大きないい変化が起こっているに違いないと確信して、卒業後すぐに講師を頼ってドイツへ渡りました」

1996〜99年まで、世界でも代表的なリンパ浮腫専門病院のドイツ・フェルディクリニックと併設のセラピスト養成機関でフェルディィ式「複合的理学療法」を学び、公認リンパドレナージセラピストの資格を取得した。一度帰国したが、日本でセラピストを育成するため再びドイツに戻って、今度は教育者としての資格を取った。帰国後は母校の後藤学園を基盤に治療法の普及活動を始めた。２００１年には同学園に附属医療施設リンパ浮腫治療室を開設し、６年間でスタッフとともに約１４００人以上の患者の治療に取り組んできた。

また、そのかたわら、全国でセラピスト養成の講習会を定期的に開催した。２００２年からはＮＰＯ法人日本医療リンパドレナージ協会を立ち上げて、その活動を続ける。講習会の受講者は医師、看護師、理学療法士、作業療法士、はり師・きゅう師、あん摩マッサージ指圧師（国家資格所有者）に限定されているが、その数は年々増え続け、休日返上で全国から集まってくる。

さらに、受講者が医療機関に戻って、国立がんセンター中央病院、四国がんセンター（愛媛県松山市）などで専門外来が開設された。佐藤さんはこのような動きから、「リンパ浮腫の治療とケアを必要とする患者さんと医師の手がつながった」と感じている。

「潜在的なリンパ浮腫の患者さんは12万人以上と言われていますが、セラピストが１人

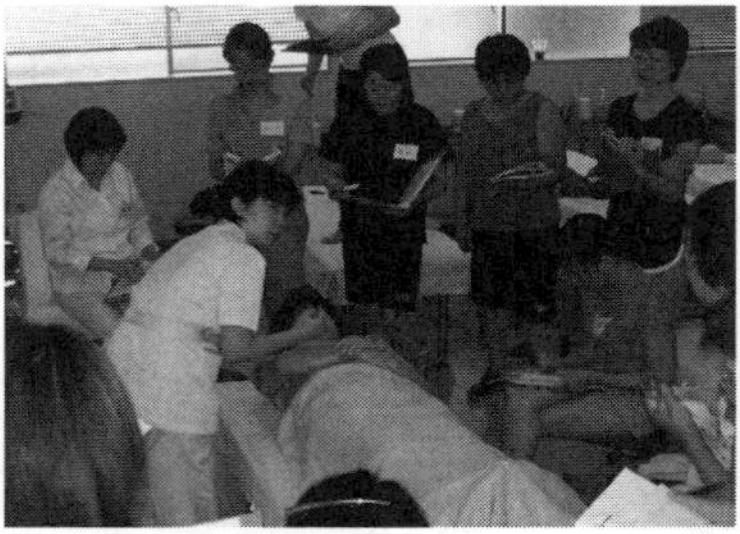

リンパドレナージセラピスト養成講座で講師を務める佐藤佳代子さんと、熱心に学ぶ受講生たち

増えることにより、その周りの100人以上の患者さんの心と体を変化させることができると信じています。座学で習った言葉をそのまま患者さんに伝えるのではなく、その方の心に届く言葉で語りかけることが何より大切です。患者さんが安心して相談できるセラピストを生み出したい、これがいまの私の原動力になっています」

　マッサージのセルフケアを指導するときも、ただ口頭で説明するだけでは伝わらない。実際に患者の体に手を置いて、患部で起こっていることをセラピストも感じることで、初めて体と心の状態に触れることができると経験から学んだ。

　この仕事に向いている人については、「相手の痛みを分かち合える人」と言う。

「そのためには、常に豊かな想像力が必要です。たとえば、患者さんの手や脚に弾性包帯を巻くとき、どうすれば痛みを感じないか、どのように巻けばよいか、治療室を出てからの帰り道の歩行に差しさわりがないか、配慮することはたくさんあります。学生時代に多くの人との出会いを大切にして、本物に触れる機会を積極的に持って感性を磨いていただきたいですね」

96年に初めてドイツに渡ってから11年間、休日も講習会に当てるなど、リンパ浮腫治療の普及のためひたすら走り続けた。その活動が認められ、昨年、女性誌の『日経WOMAN』(日経ホーム出版社)主催「ウーマン・オブ・ザ・イヤー2007」のキャリアクリエイト部門で受賞した。疲労がピークに達しているのか、少ない休日は何時間でも寝ていられるが、辞めたいと思ったことは一度もない。元気なときは自然の中を散歩したり、コンサートや映画を見に行ったりなど、エネルギーを充電している。

「初診のとき、つらくて悲しい顔をされていた方がご自身の変化を実感されると、『希望が見えてきた』と瞳を輝かせながら笑顔を見せてくださる。このような瞬間に立ち会えたとき、仕事を続けてきてよかったと感謝しています」

「私こそ、いつも人に支えられています」とさらりと言う佐藤さん。その手のぬくもりと温かい心が皮膚を通して伝わり、患者の明日を生きる力に変えていく。

※リンパドレナージ治療実施施設を探すには:NPOリンパドレナージ協会のHPを参照

作業療法士

「必要ない」は大きな誤解！
がんリハビリがもたらす生きる希望

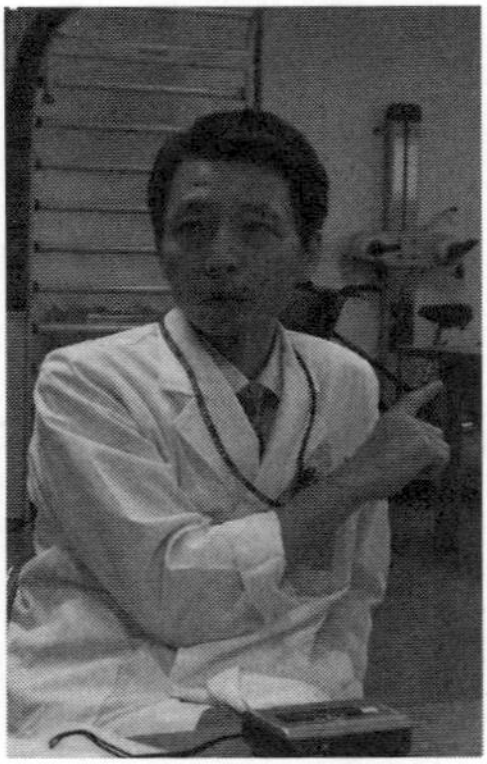

安部能成さん
千葉県がんセンター整形外科

1957年生まれ。府中リハビリテーション専門学校（現在、首都大学東京に統合再編）卒。信州大学医学部研究生、淑徳大学大学院博士後期課程修了。95年から現職。

体を動かすことで生きる意欲が湧く

手術で臓器を摘出したり病巣を切除したりすると、その後、全身の機能のバランスが崩れて手足の筋肉が弱くなりやすい。放射線治療や抗がん剤治療の副作用などでも長期間ベッドの上の生活を余儀なくされると、筋肉が萎縮したり関節の動く範囲に制限が出てきたりして手足や体を動かしにくくなる。このため、入院中から日常生活に復帰するためのリハビリテーション（以下、「リハビリ」とする）をしなければならない。

千葉県がんセンター（千葉市中央区）では整形外科の機能回復訓練室のほか、2階外来フロアの廊下にも歩行訓練用の平行棒や階段が置いてあり、午後2時過ぎになると患者が集まる。その様子は通りかかった人、誰でも見学できる。取材に行った日は、早期がん、進行がんの患者合わせて7人が車椅子に頼らず歩けるようになることを目指して、10〜15分ずつ順番に練習していた。

廊下でリハビリしている病院は全国でも珍しいそうだ。それは90年代前半、当時この病院に勤務していた整形外科部長が、

「デパートの地下食品売り場には今川焼きのガラス張りの店があって、それを見ている

と、だんだん食べたくなる。がんリハビリも同じようにすると患者が集まりやすく、周囲にもその重要性を認識してもらえるのではないか」

と発案したことから始まった。実は、当時はまだ「がん患者にリハビリは必要ない」という声が多い時代だった。かつてのリハビリは、社会復帰できる患者を対象にしたものので、「ADL（日常生活動作）を高められれば、QOLも向上する」と考えられていた。ADLとは、たとえば寝返り、立ち上がり、歩行、食事、更衣、排泄など日常生活におけるいろいろな活動のこと。つまり、その頃はまだ、死亡するがん患者が多かったので、日々、ADLが低下していくばかりの人にはなすすべがないと思われていたのだ。

作業療法士の安部《あべ》能成《かずなり》さんはこの病院でリハビリを担当して12年間、1500人以上の患者を見てきて、がんリハビリの意義と効果をはっきり認識している。

「近年では、早期診断と治療の進歩から生存率が高くなり、早期がんのうちに治療を受けて社会復帰できる人が増えました。そういう患者さんを含めて、たとえ進行がんででも、体を動かすことによって、患者さんは『自分が生きていること』を確認し、明日に希望を持つことができます。それが人生の充実度や満足度の向上につながるのです」

99年からは日本癌治療学会、日本緩和医療学会などで、繰り返しこのテーマについて講演している。たとえば、次のような例を紹介してもらった。

＊

70代の男性Aさんは大腸がんの術後、自宅で療養していたが、骨盤に多発転移したため千葉県がんセンターに転院した。腰部の骨が部分的に崩れていたので、前の病院では寝たきりの状態が続き尾骶骨《びていこつ》あたりに3センチの床ずれができてしまった。痛みのためベッドに座ることができず、食事のときも横向きに寝たままの姿勢で食べていたという。

転院後のリハビリの初日、安部さんはAさんに質問した。

「いま、どんなことがしたいですか？」

「もう一度立って、歩けるようになりたいね」

「そうですか。そのためにはしばらく寝ている姿勢ばかりでしたので、まず、ベッドの上に座れるようになることが大切です。次に、立ち上がれるようになれば、つたい歩きの練習ができます。そこまではなかなか大変な道のりです。でもいますぐベッドの上に座ることはできますよ」

安部さんがそう話したら、Aさんも家族も「それすら、無理でしょう」と即座に否定した。そこで、ベッドの背もたれをAさんが背筋を伸ばして座れる姿勢まで上方に起こしたあと、背中に枕を当てて腰の後ろに空間をつくった。すると、床ずれ部分に圧迫感がなくなったので、Aさんは痛みを感じることなく座ることができた。さらに、ベッドにオーバーテーブルを置いたら、箸や茶碗を手で持って食事できるようになった。つまり、前の病院では、ベッドの上ではどう座ればいいか指導されていなかったわけだ。

Aさんも家族も目を丸くして驚いたが、こんなふうに少しでも患者の希望に近づくことができれば、本人がリハビリをやってみようというきっかけになる。Aさんはその日からベッドに座ることが多くなり看護師の尽力もあり、床ずれが治った。

座れるようになれば、自力で車椅子に乗るのはたやすい。ベッドと車椅子の座面を水平移動できるような海外製の移動用のボード（プラスチック製、裏はゴム張り）を使うと、介助者が抱きかかえる必要なく、お尻をボードの上に滑らせるだけで車椅子に移動できる（次頁写真参照）。それができれば、ベッドの脇にポータブルトイレを置いて、トイレも自分ですませることができる。ボードの上に布を敷いてから腰掛ければ、ベッドの上で衣服を脱いでいてもお尻が傷つかない。用を足したあとはベッドを低くしておけば、また同じ手法で上から下にお尻を滑らせて戻れる。この方法の一番のよさは、腰を浮かせる必要がないので痛みを感じなくてすむところだ。

安部さんのアドバイスによって日常生活でできることが増えたため、Aさんは在宅ケアの希望がかない、数日後に退院できた。車椅子で帰宅して行くとき、患者も家族も大喜びだったという。

＊

Aさんのリハビリが成功したのは、安部さんが初日に「自分はどうなりたいか」という希望をイメージさせて、そのためのアプローチ法を説明し、動機と意志を明確に持たせたからだ。そのとき安部さんは「リハビリは必ず役立つ」ことをハッキリ伝える。

「寝たきりの人が座れるようになり、立ち上がれるまで3～5週間かかります。『絶対

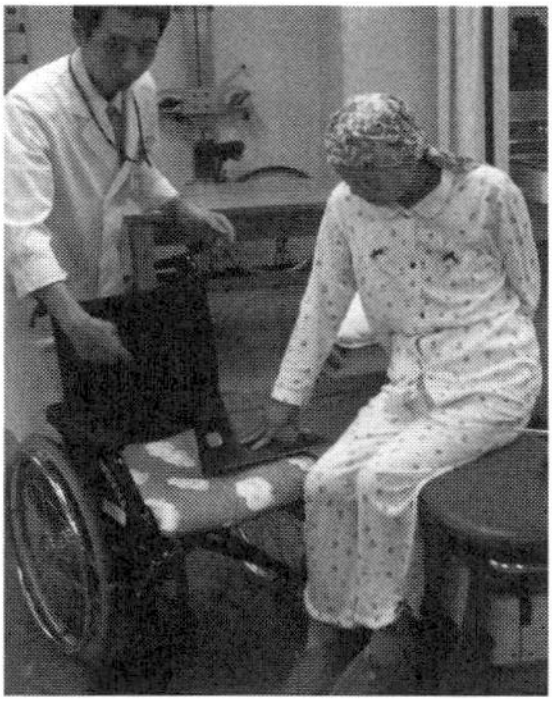

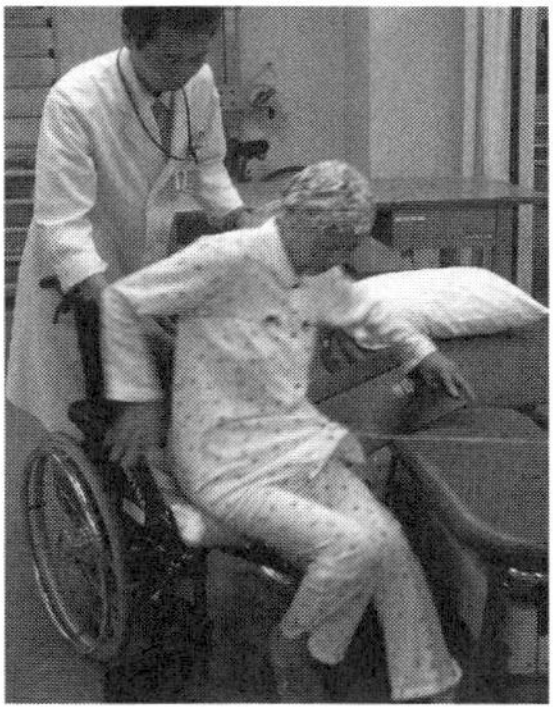

移動用のボードを使ってベッドから車椅子に移動する患者さん。立ち上がって歩けなくても、自分の力だけで移動できる

に、できるようになる』ということを相手にわかってもらえなければ、それほどの長い期間、リハビリを続けられません。まさに、継続こそ力なりです」

末期がんで寝たきりだったAさんは車椅子に乗れなかったら退院できず、そのまま病院で生涯を終えていただろう。が、車椅子に乗れたことで、Aさんの行動範囲は想像以上に広がった。安部さんは「健康上に大きな問題がなく、本人に意欲があり周囲のサポートが得られれば、アメリカ旅行だってできますからね」とさえ言う。

寝たきりの人が「歩きたい。海外旅行に行きたい」なんて言うと、「そんなの無理に決まってる。現実を見つめなさい」とさとす人がいる。が、安部さんは「患者の希望を決して否定してはいけない」という信念を持つ。

「末期がんの患者さんは、社会に戻れないかもしれない。でも、今日も明日も生活していかなければならないんです。どんなに正しく客観的な意見でも『あなたはもう立てません。歩けません』と言われたら、その人は絶望してしまいます。人間は絶望したら生きていけません。いじめで子どもが自殺するのは生きていく希望がゼロだからです」

もし、患者が実現できそうにない目標を設定しても、リハビリを数週間続けていくうちに本人が現状を認識して目指すところを自然に下げてくるという。価値観が変われば

「人生の満足度」が上がるからだ。

「器械を利用してベッドに座れるようになったり、立つ姿勢を保つことができたりすると、たとえ、歩きたいという希望がかなわなくても生きる意欲が湧いてきます」

一日中、ベッドで寝たきりだった患者が器械で立位の姿勢を保てるようになったときには、「先生、上空の空気はうまい！」と、感極まった声を出したそうだ。

“笑って、楽しく、うれしいリハビリ”とは

安部さんは、リハビリを始める前、必ず患者に「今、どんなことをしたいですか」と聞く。その希望は大別すると、①立つ、歩くなどの移動＝約5割、②日常生活を自力でしたい＝約2割、③トイレだけは自分ですませたい＝約1割、という。

「立つ、歩く」というのは、健康なときには当たり前すぎることだが、病気のときはそれだけ大きな意味に変わるのだろう。予後数ヵ月と推定されていた60代の脳腫瘍の女性患者は、ある日、寝たきりのベッドの上でこう言った。

「先生、人間だって動物でしょう？　動物は動ける物だから動物と言うのであって、動けなくなったら植物と同じ。こんな姿になったら、もう生きているかいがないです！」

他の人の手を借りてでも座る姿勢から立ち上がることができれば、手すりなどを利用してつたい歩きすることも可能になるそうだ。が、ほとんどの患者は「あぁ、自分では立ち上がれない。もう歩くこともできないんだ」と、最初からあきらめてしまっているという。それは、昔から「血と汗と涙のリハビリ」と言われるように、リハビリという言葉からは、血のにじむ努力と額から流れる汗と顔をゆがませるような痛みに涙するというイメージがあるからだろう。が、安部さんは「笑って、楽しく、うれしいリハビリ」をモットーにしている。

実際、どのようにリハビリするのか。ある進行がんの患者さんを紹介してもらった。

＊

50代男性Bさんは、3年前のある日、帰宅途中に左太ももに鈍い痛みを感じた。触ってみたら、しこりのようなものができていた。2ヵ月経った頃には、一日中太ももが痛むようになり、家の中を歩くことすら難しくなったので、大学病院を受診した。その結果、「骨肉腫」と診断され、すぐ入院することになった。骨肉腫は肺転移しやすいので、体の状態がよければ術前術後に抗がん剤治療をする。が、Bさんの場合はあまり肝機能や腎機能がよくなかったので、そのまますぐに手術することになった。がんのできた左脚の骨を切って病巣を切除し、健康な右脚の骨を採ってつないだ。8時間におよぶ手術だった。術後は5日目から、車椅子でトイレに行けるようになった。

手術後19日目、Bさんは主治医から車椅子なしで歩くためのリハビリを勧められた。そこで、安部さんと練習プランについて話し合い、リハビリが始まった。

〈初日〉この日の目標は「両手で平行棒を握りながら前へ進む」。だが、左脚は骨がまだ固定せず体重を支えきれないので、足先を床につけることなく歩行するための装具(「座骨支持免荷装具《ざこつしじめんかそうぐ》」という)を付けていた。平行棒まで車椅子で近づき、両手で棒をつかんで左右の足を床におろし、自力で立ち上がった、あらかじめ、車椅子の座る部分にクッションを置いて高くしておけば、意外と楽に立てるという。が、しばらく寝たきりだったので膝の曲げ伸ばしができず、立ったままの姿勢で脚が棒のようになった。まるで仁王立ちのようになってしまい、次第にBさんの顔がこわばった。

「先生、一歩も歩けません！」

「足から動こうとするからですね。『お手々出しても、足出すな』って言うじゃないですか。足が出ると、赤字になりますよ。まず、手から出してみましょう。右手と左手を交互に前へ進めてみてください」

安部先生がBさんの緊張をほぐすためにジョークを交えながらコーチングすると、Bさんはその言葉通り、平行棒の一歩先に片方ずつ手を置き直した。

「次に、装具を付けた左足を少し出してください。右足も小幅で前に」

Bさんがそろそろと左足を前へ、続けて右足も前へ出して、両手を置いた位置に両足揃えることができた。ようやく一歩進めた。

「ほら、歩けましたね」

安部さんはBさんと30センチの距離、息遣いが聞こえるぐらいの場所に手を開いたまま立っている。手を握ったり組んだりしているとバランスを崩して倒れそうになった瞬間、一度手を開いてから差し出さなければならず間に合わないからだという。それは、「どんな事態にも、私は対応します」という安部さんなりの準備のサインともいえる。

その声に後押しされるように、Bさんはもう一度、右手左手、左足右足の順に前へ進めた。8歩目あたりで平行棒の端までたどりつくと、練習は終わった。初回なので時間は10分。リハビリは長くても1日20分ぐらいがよい。「早く歩けるようになりたい」と練習しすぎると、翌日動けなくなってしまうからだ。毎日、疲れを残さない10～15分程度ずつ続けることがポイントという。「久しぶりに自分の足で床を踏むのがこわかった」

と、Bさんは練習を振り返った。

〈2日目〉安部さんがこの日の目標を「今日は両手で歩くと疲れるから、片手で歩きましょう」と言ったので、車椅子に乗っていたBさんが思わずアハハと笑いながら平行棒の出発点に来た。前日と同じように立ち上がると、まず、1往復目は両手で握りながら前へ進んだ。足が楽に前へ出た。2往復目は右手だけで平行棒を握って歩いた。時間はかかったが、なんとか平行棒の端にたどりついた。

「6メートルの距離を歩きました。やればできるもんだなと自分でも驚いたが、ちょっと疲れましたね」とBさんは言った。

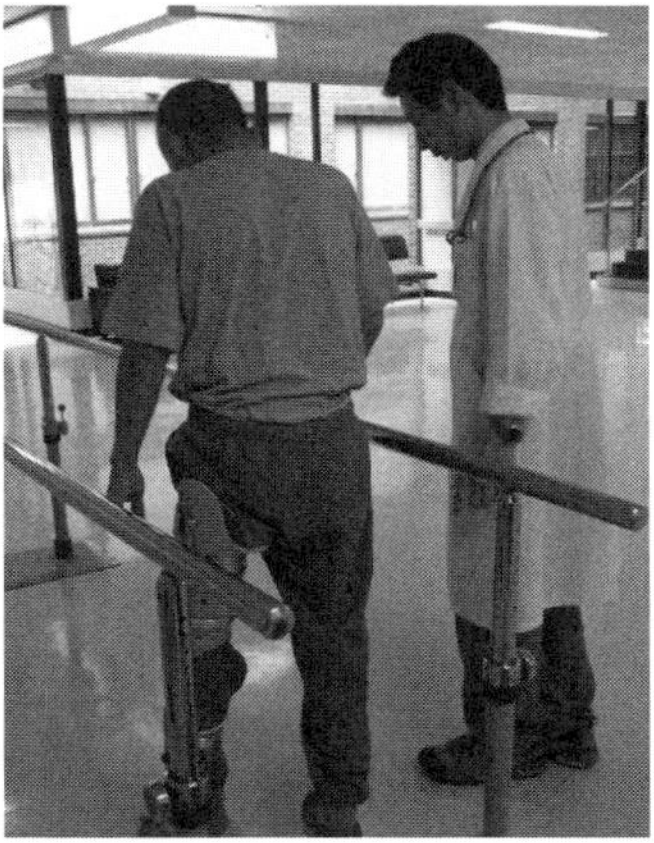
安部さんは患者の息遣いが聞こえる距離に立つ

〈3日目〉この日の目標は「手を離して歩くこと」だった。Bさんは車椅子で病室から来るとき、「本当に歩けるのかい？　今日は少しコワイなあ」と心配そうに言った。
「大丈夫ですよ。ダメだったら、僕が先に倒れて支えますから」

不意にそんな安部さんのジョークが聞こえてきたので、Bさんの緊張していた表情が少しほぐれ、肩の力が抜けた。

1往復目は平行棒を両手で握りながら、2往復目は片手だけで歩いた。3往復目は思い切って両手を離して、焦る気持ちを抑えながら、ゆっくり小股で一歩ずつ前へ進んだ。上体がぐらつくこともなく、平行棒の出発点に戻ったとき、汗がドッと吹き出した。歩き終わった瞬間、顔を上げると、周囲で見守っていた患者から拍手が起こった。

帰り際、Bさんは「手術で脚を切断されると思っていたのですが、こうして左脚の骨をつなげてもらって歩くことができるようになって、ホッとしました」と話していた。

＊

リハビリの間、安部さんは患者の歩く姿をじっと見ながら、まじめな表情で何度もさらりとダジャレやジョークを飛ばす。

「患者さんの緊張した心をほぐすためです。リハビリは継続させていかなければ効果が出ず、しかも、手術や放射線、抗がん剤治療とは異なり患者さんの意志が必要です。そこで、つまらない入院生活の中でリハビリが楽しい時間になれば、毎日、練習に来てくれるようになると考えました」

若い頃には患者とコミュニケーションを取るための練習の一つとして落語を勉強したこともあった。当時の指導教官に、「落語は庶民に理解できる言葉で、しかも一人の人間が熊さんと八つぁんを混乱なく演じ分けている。誤解のない日常会話の見本だ」と言われたことがきっかけだった。

リハビリを見守る家族は患者を励まそうと、つい「焦るな」「がんばれ」と声をかけてしまう。が、そういう言葉が患者にとって一番つらい。どう言えばいいのか。

「どんなに焦っていても、体がそれについてこないことがわかると、患者さん本人から焦る気持ちは自然に消えるものです。また、患者さんがうつ状態にあるときは『がんばれ』という言葉も、かえって精神的に追い詰めてしまう。むしろ、『がんばってるね』と努力しているのを認めるような言葉を相手に合わせて選ぶといいですよ」

リハビリによって移動手段を手に入れると、それがゴールではなく、スタートに変わるそうだ。自宅に帰りたい、娘に料理を教えたい、家族で旅行したい、など次から次へとやりたいことが出てくるという。生きるための意欲が引き出されたわけだ。

海外では緩和リハビリが普及している

安部さんのリハビリが末期がんの患者をどれだけ励まし、勇気づけることができるか、それを物語るもうひとつのエピソードがある。

＊

50代の食道がんの男性Cさんは、気管や肺にがんが広がってしまい、手術で病巣を切除したあと気管切開（気道に穴を開けて器具を挿入し、呼吸を確保する処置）を受けたので自分の声では話ができなくなっていた。

最初の4ヵ月は自力で立つことができたので、平行棒を伝って歩く練習をしていた。会話はできないが、安部さんが冗談を言うたびに笑っていた。が、感染症のため病室を出られなくなってから、ベッド上の生活が続くようになった。やがて、主治医や看護師がベッドサイドに訪問しても、Cさんは寝てばかりいるようになった。

ところが、安部さんが「Cさん、おはようございます。毎度おなじみのリハビリの時間でございまーす」と病室に入ってくると、突然、Cさんがふと目を覚ます。安部さんがいつものように冗談を言うと、Cさんにはそれが聞こえているので、フッと笑う。すると、顔の筋肉が動く。そばに付き添っていた妻が叫び声をあげた。

「あっ、この人、生きているわ」

安部さんはその言葉に目をむいて驚いたという。妻は涙を浮かべながらこう話した。

「リハビリのときだけ、目を開けるんですよ。それまではひたすら寝ているので、私はときどき、夫が生きているのか死んでいるのか、わからなくて……」

Cさんはかつて、平行棒で歩く練習をしていたとき、よほど楽しかったのだろう。その気持ちが続いていたので、安部さんとの時間だけ目を覚まし楽しんでいたといえる。

ある日、Cさんの60歳の誕生日がきた。妻の提案でワイン好きなCさんのために、その場にいた妻と娘、担当看護師、安部さんとリハビリを研修していた学生が乾杯することになった。Cさんはベッドの背もたれを起こしてもらって、ワイングラスを口につけてワインを口にふくんだ。気管切開していて飲み込めないのでそのまま吐き出してもらったが、Cさんと家族は同じ味を楽しむことができた。その2ヵ月後、リハビリの時間にも目を開けなくなり、まもなく旅立っていった。

＊

がんリハビリについて、21世紀に入ってからようやく医師やコメディカルの間で認識が高まってきた。とはいえ、まだまだその実情はよく知られていない。安部さんが患者の自宅近くの病院に退院後のリハビリを要請するため紹介状を書いても、患者から「先生、新しい病院ではリハビリしてもらえない」と聞く。いろいろ話をするうちに、がんリハビリの経験がないからできないことがわかった。

「がんリハビリに、特別、高度なテクニックが必要なわけではありません。がんという病気、その治療の知識があれば、現場で骨折などの事故は起こらないと思います。私は10年間で2万6000回以上のリハビリをしていますが、事故は1件もないですよ」

国内全国30ヵ所のがん専門病院ですら、リハビリ専門の常勤の作業療法士がいる施設は千葉県と静岡県のがんセンターの2ヵ所だという。理学療法士もリハビリ指導をしているが、宮城県、栃木県、埼玉県のわずか3ヵ所でしか常勤スタッフのサポートが受けられない。

一方、国外に目を向けてみると、ヨーロッパでは1960年代から、すでにがんリハビリの意義や効果は重視されていた。とくにドイツには、がんリハビリ専門のクリニックが100ヵ所以上、デンマークにも大規模な国立のがんリハビリ専門のセンターがあるという。ホスピス発祥の地イギリスでは緩和リハビリが普及していて300人以上の理学療法士がホスピスで働いているそうだ。「日本のリハビリは四半世紀（25年）以上遅れている」と安部さんは言う。

亡くなる人に「こわがらなくていいよ」と言えるか

安部さんは千葉県がんセンターに転勤してくる前は、村井病院（長野県松本市）や長谷川病院（東京都三鷹市）の精神科で、おもに統合失調症、躁うつ病、薬物などの依存症、適応障害の患者をケアしていた。転勤で突然、がん領域のリハビリを担当することになった。リハビリのキャリアは23年、がん領域では12年目になる。

がんリハビリでは早期がん、進行がんの患者が半々で、後者の4分の1は末期がんを占める。そのためがんリハビリに向いている人について、安部さんはこう言う。

①コミュニケーション能力が高く、物事を楽観的に考えられる明るい人
②人の死の場面についていける人
③どうして、この仕事に就きたいかというモチベーションをはっきり持っている人

「いわば、亡くなっていく人の手を握っていられるかどうか、でしょうか。宮沢賢治の『雨ニモマケズ』の一節のように、死にそうな人がいたら、そばに行ってこわがらなくてもいいよ、とすらりと言える人は向いていますね」

安部さん自身は亡くなる人のそばにいても、「あまりつらくない」と言う。小学生のときから教会に出入りしていて葬儀のミサによく参列していたからではないかと自己分析しながらこう続ける。

「人間は生まれてきたらいつかは必ず死ぬことを自然に理解してきたからかもしれません。あるいは、患者さんの人生に満足度の高いリハビリを提供できればそれでよかったと思っているからでしょう」

そんな安部さんは、休日には料理や買い物などの家事や3人の子供の育児を引き受ける。得意料理はボンゴレやトマトソースなどのパスタをつくること。買い物に行けば、「こんな重さの物を持つにはどうしたらいいか」、茶碗を洗えば「こういうときは、こんなふうにしたらいい」など、患者の立場で悩みを共有できる。現場で解決策を考えるときのアイデアの源にもなるという。

今の夢は「誇大妄想的かもしれませんが、日本人全員が、がん患者にはリハビリが必要と言ってほしい。さらに日本にも外来専門のがんリハビリ・クリニックができたらいいですね」と安部さんは話している。

＊作業療法士を探すには：㈳作業療法士協会のＨＰ参照

おわりに

この本は、がん医療専門誌「がんサポート」(エビデンス社発行、初出は2003〜2004年)で連載していた記事をもとに追加取材をして、大幅に加筆・再構成したものです。

2006年秋、この本の出版の話が決まると、私はすぐ再取材に入りました。最初は国立がんセンター中央病院ソーシャルワーカーの大松さんでした。新設された相談支援センターの扉を開けると、大松さんのとびきりの笑顔が飛び込んできて、その懐かしさに胸が高鳴ったことを思い出します。取材を進めるうちに、がんの分野でコメディカルの現状はダイナミックに変化し、さらに現代社会の必要性に応えられるよう、どの職種でも制度改革や患者に対する支援、職種内における知識向上や研究発表のための学会やセミナーを重ねていることがわかりました。

この本で、私は第1章の「ソーシャルワーカー」「がん看護専門看護師」「医療コーディネーター」を〝現代のがん闘病を象徴する3大職種〟と考えました。いずれも「人と人をつなぎ、困ったときの相談を受けてくれるという役割を持っています。とくに、ソーシャルワーカーは情報提供が仕事のように思われがちですが、本来の中心業務はこの本で紹介したように相談を受けることで、そのスキルはかなり高いレベルを持ち合わせています。国内で新たにがん患者のための大規模な相談コールセンターの開設、国会で心理士の職を新たに増やす動きなどがあり、それらを真っ向から否定するわけではないのですが、その前に、まず現在病院が抱える人材のスキルを適正に評価し、これまでのノウハウの蓄積をうまく活用し、人材を活性化させることが先決ではないでしょうか。医師があまりの多忙ぶりに疲弊しているいま、コメディカルの経験が医療の質を向上させていくと思います。

さらに、ソーシャルワーカー以外のコメディカルも心理ケアをしていることは、本の中で紹介したとおりです。が、コメディカルの中には医療費の予算に組み込まれず、医療機関ごとのサービスとして位置づけられている職種もあります。つまり、配置するかどうかは医療機関ごとの裁量に任されているため、読者や患者が必要なときにコメディカルが病院にいない、足りないというケースが多く見られるのです。こんな現状を変えるためには医療制度の中にコメディカルを雇用するしくみをつくるなど、診療報酬加算に組み込んでいくことが欠かせません。そのためには、医療の受け手である読者や患者による「私たちにはコメディカルが必要です」という世論の後押しが必要です。

近年、患者会の活動はこれまでのような治療や闘病に関する知識の向上を目指すだけでなく、具体的な支援を要請する社会活動や政策提案まで広がりを見せ始めました。このように、患者自身が声をあげることは「セルフアドボカシー」と呼ばれています。もっとも大きな活動は、２００５年から始まった「がん患者大集会」です。これは、がんの患者会が結束した「がん患者団体支援機構」が主催するもので、２００６年は90の患者会が共催し、厚生労働省や文部科学省、癌の関連学会・団体、メディア関係者の後押しのもと、東京・代々木のＮＨＫホールに２０００人以上のがん患者、ご家族、医療関係者が集まりました。

この集会では患者会の代表者のスピーチやディスカッションを通して、がん情報の整備や全国の医療水準の均霑《てん》化（治療レベルの差をなくす）、専門医の育成など、多岐にわたるテーマで意見が出たのですが、その中でたびたび「心のケア」という言葉が会場に響きました。「がんについて相談できるところがない」「体とともに心がつらい」と聞くたびに、私はコメディカルのそれぞれの職種を思い浮かべながら、その認知度が低いことを痛切に感じました。ぜひ、このような場でコメディカルについても議論を重ねていくことを、著者として切望いたします。

最後に、本当にご多用のなか、取材、および度重なるメールや電話での質問に対して丁寧にお答えいただきました18人の方々に深謝致します。紙幅の都合もあり、取材中に聞き取ったすべてを本書に反映できたわけではありませんが、コメディカルと読者をつなぐ役割を果たしたつもりです。取材では、がん医療の現状のほか、生と死、最期の迎え方、その心の準備、看取りなどの話を聞き、私自身とても有意義で深みある人生勉強になりました。また、出版を実現してくださった講談社の山岸浩史さん、この書籍の企画を立案し、最後まで伴走してくださった三猿舎の椎崎亮子さんには心から御礼申し上げます。

これからも引き続き、がん医療について見つめていきたいと思っています。

福原　麻希

2007年5月

講談社現代新書　1894

がん闘病《とうびょう》とコメディカル——医療最前線《いりょうさいぜんせん》からの提言《ていげん》

二〇〇七年六月二〇日第一刷発行

著者　福原麻希《ふくはらまき》　

発行者　野間佐和子

発行所　株式会社講談社

東京都文京区音羽二丁目一二—二一　郵便番号一一二—八〇〇一

電話　出版部　〇三—五三九五—三五二一

販売部　〇三—五三九五—五八一七

業務部　〇三—五三九五—三六一五

装幀者　中島英樹

印刷所　凸版印刷株式会社

製本所　株式会社大進堂

定価はカバーに表示してあります　Printed in Japan

N.D.C.　490　302p　18cm
ISBN978-4-06-149894-5

「講談社現代新書」の刊行にあたって

教養は万人が身をもって養い創造すべきものであって、一部の専門家の占有物として、ただ一方的に人々の手もとに配布され伝達されうるものではありません。

しかし、不幸にしてわが国の現状では、教養の重要な養いとなるべき書物は、ほとんど講壇からの天下りや単なる解説に終始し、知識技術を真剣に希求する青少年・学生・一般民衆の根本的な疑問や興味は、けっして十分に答えられ、解きほぐされ、手引きされることがありません。万人の内奥から発した真正の教養への芽ばえが、こうして放置され、むなしく滅びさる運命にゆだねられているのです。

このことは、中・高校だけで教育をおわる人々の成長をはばんでいるだけでなく、大学に進んだり、インテリと目されたりする人々の精神力の健康さえもむしばみ、わが国の文化の実質をまことに脆弱なものにしています。単なる博識以上の根強い思索力・判断力、および確かな技術にささえられた教養を必要とする日本の将来にとって、これは真剣に憂慮されなければならない事態であるといわなければなりません。

わたしたちの「講談社現代新書」は、この事態の克服を意図して計画されたものです。これによってわたしたちは、講壇からの天下りでもなく、単なる解説書でもない、もっぱら万人の魂に生ずる初発的かつ根本的な問題をとらえ、掘り起こし、手引きし、しかも最新の知識への展望を万人に確立させる書物を、新しく世の中に送り出したいと念願しています。

わたしたちは、創業以来民衆を対象とする啓蒙の仕事に専心してきた講談社にとって、これこそもっともふさわしい課題であり、伝統ある出版社としての義務でもあると考えているのです。

一九六四年四月　野間省一